STUDIOS

TALMA

Da mesma autora:

– *La Santé par la médecine traditionnelle chinoise*, éd. Louise Courteau.

Talma Studios International Ltd.
Clifton House, Fitzwilliam St Lower,
Dublin 2 – Irlanda
www.talmastudios.com
info@talmastudios.com
Imagem de capa: © Maor Glam | Dreamstime.com

ISBN : 978-1-913191-13-9
© Talma Studios International y Angelina Jingrui Cai

Angelina Jingrui Cai

VENCER A COVID-19
E OUTROS VÍRUS
COM A MEDICINA
TRADICIONAL CHINESA

STUDIOS
TALMA

Agradecimentos

Aos meus pais, por terem guardado as receitas dos meus avós, mas especialmente ao meu pai que me guiou no caminho da medicina tradicional chinesa,

Ao meu querido filho, pois foi quem serviu de modelo para as fotos dos pontos de acupuntura deste livro e que, durante este período de sobrecarga de trabalho, foi quem cuidou de mim...

À Patrick Pasin, meu editor, por seu precioso papel,

À Nancy Gomez, por sua ajuda na sensibilização sobre a epidemia,

À Christophe Enderlin, vice-presidente da FNMTC, por seus incentivos constantes,

À Yves Giarmon, presidente da FNMTC, por sua grande confiança,

À Yuan Gu, que me ajudou a revisar os textos,

Ao casal Zhou e à Veronica Antonelli por seus apoios e depoimentos,

Ao Sr. e Sra. Liu, Sra. Xiuping Ye, Sr. Zhendi Zhang, Sr. Dominique He, que me ajudaram a gerenciar os grupos de pessoas que buscam a ajuda da medicina tradicional chinesa para tratar a Covid-19,

À Sr. Changhong Wu, que me ajudou a gerenciar os vínculos com as pessoas a serem tratadas.

À Jean-Pierre Stouls, por sua ajuda e contribuição,

À Jacques Van Minden e Anne Lettré pelo apoio,

À Emma Cerulo pela revisão do texto.

天降灾难于人间
Imprevisível infelicidade sobre o mundo

地藏生机救民生
Então a Mãe Natureza nos oferece

古来瘟疫知多少
Qualquer que seja a epidemia

谁知解药近咫尺
O remédio mais próximo.

于法国 蔡景瑞
Angelina Cai
2020年 6月 9日

Prefácio

Antes da pandemia

Foi meu avô, Baochi Cai, renomado médico da medicina tradicional chinesa, quem me apresentou este conhecimento milenar na minha adolescência: ele pensava que este era o caminho que eu devia seguir. Seguindo seus conselhos, me formei em medicina tradicional chinesa (MTC)[1], a qual exerço principalmente na França, onde moro há muitos anos, sendo membro da Federação Nacional de Medicina Tradicional Chinesa (FNMTC)[2]. Assim, recebo em meu consultório pacientes com todos os tipos de problemas de saúde.

Levando em consideração a amplitude da pandemia, era quase inevitável que as vítimas da Covid-19 batessem em minha porta, o que aconteceu no fim do mês de Janeiro.

Na data em que escrevo este livro, mês de maio, estou em isolamento, ocupado com mais de uma centena de casos sendo atendidos à distância, na França, Itália, e China, com mais trinta pessoas sendo tratadas por colegas que pediram minha opinião sobre algumas prescrições. Isto me permitiu ampliar meu campo de visão.

Todas elas estavam com Covid-19? É impossível ter certeza, pois não havia testes disponíveis fora das unidades de saúde. No entanto, qualquer que fosse a doença pela qual me consultaram, nenhuma delas precisou ser hospitalizada. Consequentemente, tendo em conta os resultados obtidos, me pareceu necessário compartilhar os métodos e receitas utilizadas, para que beneficiassem a todos,

---

1. Sou formado em acupuntura internacional e continuo estudando de forma constante, especialmente fazendo estágios de aprofundamento todos os anos na China.
2. Site da FNMTC : www.fnmtc.fr.

principalmente porque o vírus não está definitivamente erradicado. Elas também serão benéficas contra outros infecções pulmonares, como a gripe, e até mesmo no nosso dia a dia contra outros males.

Após a pandemia

Embora este livro seja voltado para pessoas comuns e profissionais da saúde, não constitui um estudo no sentido ou entendido da medicina ocidental, com comparações aleatórias com estudos duplo-cego, medição do efeito placebo, grupo de controle, etc. Além disso, esta não é uma prática generalizada na medicina tradicional chinesa. Cada situação é considerada como específica e tratada desta forma.

Meu ofício consiste em primeiro lugar a prestar assistência, mas também é meu dever comunicar os resultados e sucessos, sobretudo durante uma pandemia, a fim de que a pesquisa progrida. Na verdade, mesmo que seja a medicina **tradicional**, ela evolui com a energia da Terra, da Natureza e do ser humano... Conhecer as bases antigas, que se comprovam há mais de dois milênios, é, portanto, indispensável, mas não pode ser suficiente neste mundo em constante transformação, especialmente quando novas doenças surgem.

Aliás, minha abordagem não visa comparar ou opor a medicina ocidental e a medicina tradicional chinesa, que são tão necessárias quanto complementares. No entanto, um dos pontos fortes da MTC é a ênfase na prevenção e fortalecimento do sistema imunológico. É por isso que focamos nossas ações primeiramente na circulação da energia, alimentação, sono... sem os quais o sistema imunológico não pode ser forte.

Este livro não é um tratado de automedicação nem um curso de MTC: seu principal objetivo é apresentar ferramentas e receitas conhecidas que possam nos ajudar a viver melhor, resistindo às agressões externas às quais estamos sujeitos, incluindo a Covid-19. E se ele salvar nem que seja uma única vida, valeu a pena ter sido escrito.

O Yin (阴) e o Yang (阳)

Segundo a tradição chinesa, o equilíbrio está sempre em movimento entre as duas forças opostas, complementares e inseparáveis que são o Yin e o Yang. O Yin, em preto, representa o feminino, a Lua, a noite, o frio, o escuro, o movimento descendente, enquanto o Yang, branco, simboliza o masculino, o Sol, a luz, o calor, a ação, o impulso, o movimento ascendente.

As crianças, tanto meninas quanto os meninos, estão geralmente em abundância de energia Yang, porque estão sempre em movimento. A partir dos trinta anos, a energia Yang tende a diminuir.

Nossos alimentos são de natureza mais Yin, mais Yang ou neutra, dependendo de sua cor, do ambiente, das partes, da época de colheita, da cocção.

Tomemos o exemplo da amoreira: as folhas são Yin, mas as da primavera são menos Yin que as do inverno, os frutos são levemente Yang, o tronco, os galhos e as raízes são neutros. Da mesma forma, a polpa da clementina é Yang, mas as fibras são Yin, então coma ambas para equilibrar a energia (a pele também é Yang, daí o interesse no Chenpi).

Um desequilíbrio entre as energias Yin e Yang tem consequências, às vezes sérias, para a nossa saúde: se somos muito Yang, ficamos nervosos, ansiosos, insones, propensos a ataques cardíacos, dores de cabeça, de dente, de garganta. Muito Yin, corremos o risco de ter depressão, baixa moral, fadiga, má aparência, perda de apetite, de cabelos, indigestão, inchaço no estômago, edemas...[3]

---

3. Para saber mais sobre essas questões, leia *Saúde através da Medicina Tradicional Chinesa*, Angelina Jingrui Cai, ed. Louise Courteau Inc.

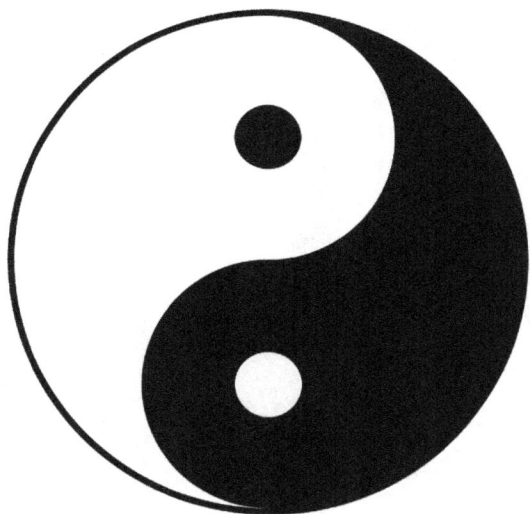

Capítulo I

Primeiro encontro
com a Covid-19

Retorno de Wuhan

Foi precisamente em um domingo, 25 de Janeiro, que topei com a Covid-19 pela primeira vez. O alerta para a epidemia ainda não tinha sido dado na França, mas fui procurado por um jovem casal que havia voltado de Wuhan há três semanas. Eles estão com uma tosse violenta, tanto de dia quanto de noite, febre – mais acentuada na Senhora do que no Senhor -, dor de garganta, dor de cabeça, perda de apetite, sensação de estômago inchado, insônia e diarreia.

Eles consultam seu médico geral várias vezes, sem melhoras significativas. Suas condições se agravam e eles decidem pedir ajuda à medicina tradicional chinesa.

Me falaram que estavam usando máscaras desde que saíram de casa, a fim de evitar contaminar as pessoas ao seu redor. No entanto, não tendo certeza quanto às causas dos seus sintomas, embora tudo aponte para o coronavírus, que já devastava Wuhan durante sua estadia, eu os recebo em meu escritório no domingo, para que não tenham contato com outros pacientes. Naturalmente, respeito as regras indispensáveis de proteção, com máscaras e luvas, e desinfetando o local em seguida.

Os cuidados, incluindo as receitas e seus ingredientes[4], são detalhados nos próximos capítulos, mas aqui está, em resumo, o que eu pratico nesta primeira sessão:

---

4. Todos os produtos são vendidos em supermercados asiáticos e mercados especializados, geralmente em lojas orgânicas e cada vez mais em outras formas de comércio, sem mencionar as plataformas online. Algumas composições são, inclusive, vendidas prontas para uso.

– aplicação de ventosas nos pontos Da Zhui e Fei Shu no Senhor, Da Zhui e Ding Chuan na Senhora, pois sua condição é mais preocupante, com dificuldades para respirar (Ding Chuan significa "parar o bloqueio respiratório");

– então é feita a moxabustão[5] nos mesmos pontos, sendo que esta deve ser feita em casa, todas as noites, por duas semanas, a fim de fortalecer a energia Yang dos pulmões.

Começo pelas ventosas, pois permitem se livrar rapidamente do que é negativo no corpo, mas essa técnica tem a tendência de descarregar a energia, enquanto a moxabustão, logo após as ventosas, recarrega-a, promovendo a circulação e contribuindo com a recuperação dos órgãos afetados.

Eu lhes recomendei as duas receitas a seguir, para prepararem em casa:

– uma infusão de 50 g de absinto chinês (ver capítulo *Um pouco de botânica comparada*) + 50 g de Artemisia annua ou Artemísia + 50 g de Houttuynia cordata seca, também chamada de "pimenta chinesa" ou "erva-pimenta", e Yu Ping Feng San[6] nas proporções indicadas no quadro abaixo, para ser tomada de manhã e à noite durante sete dias;

– uma infusão de 50 g de gengibre ralado com 30 g de açúcar mascavo[7] para ser bebida de manhã durante duas semanas.

Eles compram os ingredientes depois de saírem do meu consultório e começam o tratamento na mesma noite. Me ligam no dia seguinte para informar que a condição deles está começando a melhorar, especialmente em relação a tosse e dor de garganta, e a febre já desapareceu.

---

5. Esta técnica é apresentada no Capítulo IV. Em resumo, consiste em aquecer os pontos de acupuntura com uma moxa ou bastão de artemísia.

6. Yu Ping Feng San (玉屏風 散), literalmente "tela jade contra o vento", é uma composição da farmacopeia chinesa, que, entre outras coisas, fortalece a energia vital (o Qi) e é especialmente utilizada em casos de infecção pulmonar.

7. Para receitas medicinais, sempre usamos açúcar de cana, cristalizado, mascavo ou demerara ("Sha Tang" em chinês, que significa "estimulação do Qi e do sangue"), nunca açúcar branco.

Eles voltam para o meu escritório uma semana depois, suas condições estão muito melhores. Recomendo-lhes continuarem com o Yu Ping Feng San por mais sete dias para fortalecerem seus sistemas imunológicos. Ao final da semana, eles não têm mais sintomas e se sentem curados.

Combinações incomuns

Das mais de cem pessoas que entraram em contato comigo posteriormente, a maioria não pôde ser acomodada pelos centros de saúde, pois apresentavam um estado que variava de leve a mais preocupante, mas sem sérios problemas respiratórios. Na ausência de testes disponíveis, foram os sintomas, cujas combinações não se assemelhavam a outras doenças (ver quadro), incluindo as gripes sazonais, que me guiaram, todas as vezes, no diagnóstico e nas soluções a serem aplicadas. Também fui procurado por pacientes que tiveram diagnósticos positivos no hospital.

Em resumo, minha observação é que os sintomas da Covid-19 podem se manifestar de maneira muito heterogênea de uma pessoa para outra, mesmo entre idosos, adultos, crianças, mulheres, homens, incluindo com disparidades entre diferentes regiões. Isto pode parecer surpreendente, mas não é muito quando conhecemos a importância da nutrição para a nossa saúde.

Assim, observei diferenças marcantes entre pacientes da França, Itália e China. Além de aprender todos os casos individualmente, como qualquer médico deve fazer indiferente de sua especialidade, tornou-se necessário acompanhá-los quase todos os dias, pois se os sintomas da Covid-19 variam de uma pessoa para outra, eles também podem diferir entre o dia anterior e o dia seguinte, ou até desaparecerem antes de retornarem alguns dias mais tarde.

Os principais sintomas da Covid-19

Aqui estão os primeiros sinais de alerta:
- febre;
- tosse;
- dores;
- fadiga generalizada;
- falta de ar;
- língua grossa com uma camada branca ou amarela.

Esses sintomas são semelhantes aos de uma gripe. Todavia, alguns podem se agravar e evoluir da seguinte forma: ˏ
- dificuldade respiratória aguda;
- insuficiência renal aguda;
- falência múltipla dos órgãos, que corresponde a um estado em que um ou mais órgãos se deterioram rapidamente.

Outros sintomas podem aparecer, como perda de paladar e/ou olfato e falta de apetite. Também houveram algumas situações com mal-estar e perda de consciência.

Em caso de sintomas de infecção respiratória (febre, tosse, dificuldade em respirar), é recomendado:
- usar uma máscara cirúrgica e respeitar as medidas de prevenção se estiver em contato com outras pessoas;
- usar lenços descartáveis;
- lavar as mãos frequentemente.

Estas práticas também devem ser adotadas como prevenção, ou seja, mesmo sem apresentar sintomas, principalmente porque a Covid-19 pode ter um longo período de incubação.

Se você tem dúvidas sobre a contaminação, é fundamental consultar um médico urgentemente, a fim de prevenir uma piora da sua condição e também proteger a saúde dos seus familiares e pessoas próximas.

Observações
1) Na minha de médicos, tomamos o cuidado de não dar prescrições por mais de sete dias, pois isso pode criar outros desequilíbrios. No final deste período, verificamos o estado de saúde e aconselhamos o que é conveniente fazer. Na verdade, sete dias são suficientes, na maioria das vezes, para fazer grandes mudanças no corpo, talvez nem sempre para remover a raiz da doença, mas o resto do tratamento é, então, adaptado de acordo.

2) Para os preparos, incluindo as infusões, evite panelas de ferro ou bronze, pois estes materiais podem interferir e gerar efeitos colaterais, podendo inclusive modificar a eficácia das composições. Em vez disso, escolha panelas de barro, porcelana, vidro ou inox.

3) A maioria dos tratamentos apresentados abaixo podem ser praticados por qualquer pessoa, de forma eficaz e sem perigo, se as regras e recomendações forem respeitadas.

Um pouco de botânica comparada

O gênero Artemisia ou Artemísia, inclui um grande número de plantas, cujas correspondências e denominações entre a farmacopeia chinesa e a botânica ocidental podem gerar confusão, a qual deve ser elucidada antes de continuarmos nossa apresentação.

Desta forma, embora se trate de um absinto, não é o absinto ou *Artemisia absinthium L.*, usado para produzir álcool, com o mesmo nome daquele que causou certo caos, especialmente, no século XIX, embora também pertença ao gênero Artemisia. Na verdade, o usado nas receitas deste livro corresponde à 青蒿 (Qinghao), ou seja, a *Artemisia annua*, também chamada de "absinto chinês". Portanto, ele aparecerá com o nome de "absinto" nas diferentes receitas propostas abaixo.

Quanto à Artemísia, é a chamada espécie de "artemísia chinesa", 艾草 (Aicao) ou *Artemisia argyi* na botânica ocidental.

Em resumo, obtemos as seguintes equivalências taxonômicas:

Absinto = absinto chinês = *Artemisia annua*
= 青蒿 (Qinghao)

Artemísia = Artemísia chinesa = *Artemisia argyi*
= 艾草 (Aicao).

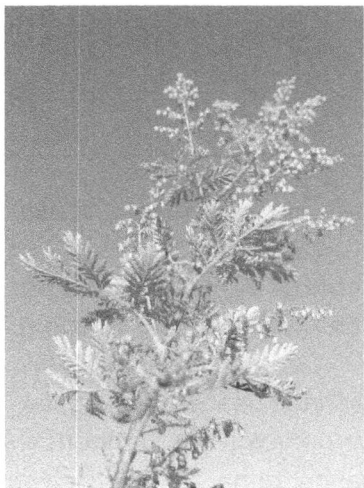

Artemisia annua / Absinto chinês / 青蒿 (Qinghao)

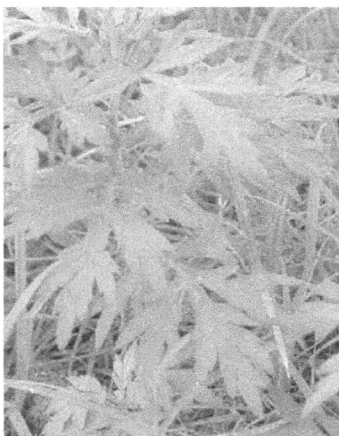

Artemisia argyi / Artemísia chinesa / 艾草 (Aicao)

Vale lembrar que um cientista chinês, Youyou Tu, foi laureada com o Prêmio Albert-Lasker de pesquisa médica clínica em 2011 e o Prêmio Nobel de Fisiologia ou Medicina em 2015, por seus trabalhos sobre a artemisinina, a substância ativa medicamentosa isolada da *Artemisia annua* (青蒿), cujas propriedades medicinais são conhecidas na China há mais de dois mil anos. Ela permite tratar a malária e salvou milhões de vidas em todo o mundo, especialmente nos países em desenvolvimento.

Aqui está, em resumo, como a medicina tradicional chinesa considera essas duas plantas:

– 青蒿 (*Artemisia annua*) é de natureza Yin (veja o quadro em Yin e Yang), em conexão com os meridianos do fígado e da vesícula biliar.

Além de seus efeitos contra a malária, é usada para regular o sistema imunológico e reduzir o nervosismo. Também é considerada antibacteriana e anticancerígena.

Embora consumida durante dois milênios na China, especialmente contra a malária, não é recomendada pela OMS e é proibida em alguns países.

– 艾草 (Artemísia chinesa) é de natureza morna, em conexão com os meridianos do fígado, baço e rins.

É conhecida por favorecer a circulação do Qi ou "energia vital", fortalecer o sistema imunológico, remover o excesso de umidade do corpo, acalmar a tosse, aliviar a asma, reduzir o catarro, relaxar o corpo, além de ser antialérgica e antibacteriana.

Yu Ping Feng San (玉屏风散)

Foi em 20 de Janeiro de 2020 que propus esta fórmula de prevenção, para ser tomada por sete dias, de manhã e à noite, a fim de fortalecer o sistema imunológico e melhor se defender da pandemia que estava por vir. Das aproximadamente trezentas pessoas que me confirmaram que haviam tomado, nenhuma delas me disse, posteriormente, que tinham sido afetadas pela Covid-19. Isto não é uma prova, mas também não é uma surpresa.

Depois eu a recomendei para centenas de pessoas afetadas, em complemento com as outras soluções explicadas abaixo.

No entanto, como todos os medicamentos, as plantas da farmacopeia chinesa não podem ser tomadas sem o aconselhamento de um profissional. A Yu Ping Feng San é um excelente exemplo. Aqui está a receita original:

– 60 g de raiz de astrágalo (黄芪), para reforçar o Qi ou energia vital ;

– 60 g de raiz ou rizoma de atractil (白术), para reforçar a energia Yang do baço;

– 30 g de *Saposhnikoviae Radix* (防风), devido a sua função protetora.

A fim de diminuir o risco de possíveis efeitos colaterais, seu consumo deve ser limitado a, no máximo, sete dias e, de acordo com minha pesquisa e experiência, reduzir as proporções da seguinte forma:

– 40 g de raiz de astrágalo;

– 40 g de rizoma de atractil;

– 20 g de *Saposhnikoviae Radix*.

Eu adiciono 20 g de poria (茯苓, Fu Ling)[8] e raiz de alcaçuz, entre 5 a 8 g (não exceda esta dose para esta receita, exceto sob indicação de um profissional), devido às suas diversas e preciosas propriedades: fortalece o baço e os rins; é um desinfetante do trato pulmonar, que acalma a tosse e remove o catarro; é essencial na maioria das "poções mágicas", pois fornece melhores resultados, especialmente nos casos de vírus, ou seja, também vale para a Covid-19.

Essa composição é mais prudente em comparação com a versão original, e me parece mais equilibrada em energia Yin e Yang, para que um número maior de pessoas possa usá-la, especialmente para prevenir ou tratar os sintomas da Covid-19, da gripe e outras inflamações pulmonares, da asma e os bloqueios das vias aéreas. Para crianças menores de doze anos, as doses devem ser reduzidas pela metade.

Em geral, este preparo deve ser tomado de manhã e à noite por sete dias. Ferva os ingredientes em cinco taças de água e reduza em fogo baixo para formar o equivalente a uma taça. Então você deve tomá-lo.

Não jogue fora as plantas que ficaram no fundo da panela: ferva novamente cinco taças da mesma forma para a dose da noite. Contudo, no dia seguinte, use ingredientes novos.

Atenção: o Yu Ping Feng San continua a ser uma composição medicinal, que precisa ser prescrita por profissionais da medicina tradicional e não deve ser autoprescrita.
E se a prevenção não funcionar, não hesite em consultar seu médico.

---

8. É um cogumelo usado há muito tempo na MTC, principalmente como fortificante, mas também para gerar o equilíbrio.

Cuidado com as redes sociais!

Nunca tome remédios ou faça um tratamento sem consultar um médico. O mesmo se aplica à medicina tradicional chinesa. Neste sentido, no dia 5 de Março, recebo a mensagem de uma amiga que encontrou uma receita baseada na farmacopeia chinesa em um grupo do WeChat, o conhecido serviço de mensagens chinês. O resultado é que, nos últimos oito dias, toda a família estava com diarreia, incluindo sua filha de seis meses que ela está amamentando.

Pergunto-lhe por qual motivo ela correu o risco de usar uma receita sem antes procurar o conselho de um profissional da medicina. Não surpreso, ela me confirma que o medo a guiou e, como eram apenas plantas, não poderiam lhes fazer mal. Claro que podem! É fundamental não consumir qualquer planta e a qualquer momento, indiferente dos sintomas, e nem misturá-las sem um conhecimento profundo das combinações possíveis, pois certas plantas tomadas juntas podem causar efeitos tóxicos, os quais não teriam se fossem consumidas separadamente.

Além disso, dada suas condições, minha amiga pediu à pessoa que publicou esta receita para descobrir se a diarreia era normal. Ela lhe respondeu que sim, inclusive isto demonstrava que o corpo estava em um processo de desintoxicação. Novamente, isto não funciona desta forma, é uma afirmação cheia de consequências. Na verdade, não consigo imaginar, depois de oito dias de diarreia, em que estado seu corpo e sistema imunológico poderiam estar. É óbvio que se um de seus parentes tivesse começado a apresentar sintomas da Covid-19, teria sido quase impossível escapar e até resistir a um simples resfriado, quanto mais a uma gripe.

Então recomendei:

– para parar a diarreia: preparar imediatamente em uma panela grande uma infusão de gengibre ralado e açúcar mascavo, para ser tomada todas as manhãs por três dias – exceto o bebê, que se beneficiaria dos benefícios do leite materno;

– para fortalecer a energia dos pulmões: uma infusão à base de absinto, que deve ser bebida de manhã e à noite pelos próximos três dias, após o desaparecimento da diarreia;

– para fortalecer o sistema imunológico, desde o primeiro dia e durante uma semana: uma moxa sobre o estômago, uma vez por dia, em todos que começarem a perder o apetite, inclusive o bebê.

Minha amiga me liga no final da semana para me dizer que estão curados e me agradecer.

Embora a medicina tradicional chinesa tenha desempenhado um papel importante na vitória contra o coronavírus na China, era assustador ler todos os dias nas redes sociais novas receitas supostamente milagrosas comercializadas a preços muitas vezes exorbitantes por vendedores sem escrúpulos que afirmavam ser médicos da medicina tradicional chinesa. O medo não deve nos guiar, porque o "remédio" pode ser pior que a doença. Portanto, tenha cuidado e fique atento, é a sua saúde e a dos seus entes queridos que está em jogo.

Compartilhamento de informações

Em resposta a estes atos perigosos, até criminosos, estou começando a divulgar nas redes sociais da França e da China, informações sobre o que é a Covid-19 do ponto de vista da medicina tradicional chinesa, com os meios para prevenção e cuidados, recomendações para a vida cotidiana, especialmente em termos de dieta e exercícios físicos, o que fazer se os primeiros sintomas aparecerem, o papel das vitaminas, etc. Todos os dias, dou quase três horas de conferência ao vivo, com até 2.000 participantes, respondendo a muitas perguntas. Como resultado, a maioria, senão todos, pararam de fazer compras descuidadas online. Além disso, me pedem sessões de tratamento em particular e à distância, muitas vezes, porque não puderam ser acomodados por unidades de saúde, pois suas condições não foram consideradas como suficientemente graves.

Meu período de isolamento ficou subitamente sobrecarregado: cuidados (voluntários) durante o dia, conferências e trocas de experiências à noite. Eu rapidamente excedo o número de cem pacientes que tenho que cuidar. Não pretendo que isso constitua uma base ampla de análise, mas às vezes é preciso agir diante de situações de angústia médica. Os resultados permitem confirmar meus diagnósticos e validar os cuidados a serem prestados, semelhantes aos que já uso, principalmente nos casos de infecção pulmonar. A informação se espalha, até sou entrevistado pela mídia chinesa sobre dois temas:
– a medicina tradicional chinesa frente a epidemia;
– seu lugar na medicina ocidental.

Ao vivo com os médicos de Wuhan
No dia 20 de Abril, participei de uma conferência online com médicos chineses, muitos dos quais pertencem ao grupo Tang Po Xue[9], na linha de frente dos procedimentos médicos em Wuhan. O fundador e líder deste grupo voluntário, Dr. Wu, diretor do departamento de doenças pulmonares do Hospital de Medicina Chinesa de Xianning[10], na província de Hubei, a região mais afetada pela Covid-19,

---

9. O nome Tang Po Xue vem de um provérbio da acupuntura: "Tratar uma doença de maneira eficaz e rápida é como derreter a neve com água quente. "
10. Cidade-prefeitura do sudeste de Hubei, com mais de 2,5 milhões de habitantes.

representa, como eu, a quarta geração de uma linha de médicos tradicionais. Sua equipe, criada há três anos, consiste em cerca de duzentos médicos tradicionais conhecidos na China por seus métodos especiais de acupuntura e seus conhecimentos da MTC.

Assim que a epidemia chegou, eles se voluntariaram para se juntar às equipes médicas mobilizadas em Wuhan e nas outras cidades da província. Eles trataram quase quinhentos pacientes, incluindo cerca de quarenta casos graves ou críticos. Todos os que seguiram as prescrições se recuperaram – houve alguns casos, infelizmente, que não puderam ter acesso à farmacopeia prescrita ou seguir o tratamento recomendado. Os médicos do grupo Tang Po Xue também realizaram atendimentos à distância em uma dezena de outros países (Alemanha, Espanha, França, Holanda, Reino Unido, Chile, Turquia, Nepal, Estados Unidos e Canadá), com resultados similares.

Na medicina em geral e em nossa prática em particular, o estado da língua é um indicador valioso (ver Anexo 1). O pulso é outro, mas em tempos de isolamento, não é possível avaliar o pulso, mas é possível verificar o estado da língua através de fotos. Como meus colegas constataram, para a maioria dos pacientes (na China), suas línguas estavam amarelas ou anormalmente vermelhas e secas, a maioria deles classificou a epidemia em 温病 (Wēn Bîng), ou seja, como "doença epidêmica morna" e em 湿温 (Shī Wen), "doença úmida e morna". Como consequência, eles optaram pelas técnicas de Ye Tianshi, um famoso médico chinês do século 18 (ver *Capítulo II*), que consiste em fazer o tratamento com plantas de natureza Yin.

Uma das explicações viria do fato de a região de Wuhan ter um clima úmido, de modo que a culinária é extremamente picante, a fim de eliminar o excesso de umidade produzida no corpo pelas condições climáticas. Lembro-me também do meu último curso lá, quando não conseguia comer seus pratos típicos, mesmo tendo pedido ao chefe da cozinha que não colocasse nenhuma pimenta ou molho picante, a comida ainda era muito apimentada para mim. Nos dias seguintes, eu só comi arroz branco com um pouco de molho de soja e frutas – felizmente, suas frutas não são picantes...

De acordo com os princípios da medicina tradicional chinesa, apesar da umidade do clima, uma culinária apimentada gera, a longo prazo, uma superabundância de energia Yang, que remove a energia Yin do corpo, criando assim uma carência de Yin, ou seja, um desequilíbrio. Sem embarcar em um cenário fictício, é legítimo se perguntar se a epidemia teria surgido com tanta virulência em uma região menos úmida e com uma dieta mais equilibrada entre Yin e Yang.

Durante esta conferência, posso compartilhar minhas observações sobre pacientes que não moram em Wuhan ou em sua região com o grupo Tang Po Xue. Na minha opinião, não podemos determinar se a Covid-19 é uma doença em 温疫 (Wēn Yî, "doença epidêmica morna") ou 寒疫 (Han Yî, "doença epidêmica fria"). Na verdade, dos cerca de cem pacientes que acompanhei, a língua deles era, ao contrário do que os meus colegas em Wuhan viram, em sua maioria de cor pálida, com uma camada espessa, mas branca, ou até mesmo, em alguns casos, uma camada amarela clara em cima de uma camada branca espessa.

Por outro lado, como em Wuhan, tive o caso de uma mulher com uma língua amarela e grossa, embora ela more na França. Sua condição era bastante grave: ela quase não conseguia respirar à noite, havia perdido o paladar e o olfato, tossia muito, tinha uma febre persistente e até vestígios de sangue no catarro. Além disso, ela estava tão exausta que nem podia descer as escadas. Não podendo ser hospitalizada, ela me contatou.

Para baixar a febre, utilizei uma receita de minha avó, Zhefei Dai, à base de alho, gengibre e cebolinha (veja abaixo) e, para os outros sintomas, recomendei uma solução semelhante à do casal de Wuhan, com uma infusão composta por 50 g de artemísia + 50 g de *Houttuynia cordata* seca + Yu Ping Feng San, de acordo com as proporções indicadas na caixa,para ser tomada por sete dias, de manhã e à noite.

Para o final da semana, recomendei beber, durante sete dias e duas vezes ao dia, sopa de rabanete branco com mel, alternando dia sim dia não com uma infusão de casca de clementina seca (chamada "Chenpi" – será especificada abaixo o que é, assim como cada receita e ingrediente que a utiliza) com raiz de alcaçuz. Também lhe recomendei desde o início:

– consumir dentes-de-leão, em saladas ou salteados, maçãs e figos secos (ainda não era a época dos figos frescos);

– fazer a moxabustão nos pontos Da Zhui, Fei Shu e Ding Chuan, de manhã e de noite, durante sete dias;

– deixar os pés de molho com 50 g de folhas de moxa e uma dúzia de fatias de gengibre antes de dormir.

Ela seguiu esse programa à risca, com os seguintes resultados: desaparecimento da febre a partir do segundo dia; melhora progressiva da tosse, sendo que sua respiração voltou ao normal no final da primeira semana, junto com o retorno do paladar e do olfato, e o desaparecimento da sensação de cansaço. Além disso, ela testemunhou a jornalistas chineses sobre a eficácia de minhas recomendações.

No final da conferência com os médicos chineses, decidimos criar um grupo de troca de experiências, a fim de continuar compartilhando nossos métodos e resultados, algo que é comum em nossa área.

Observação: acompanhei quase dia após dia a evolução das pessoas que me consultaram, principalmente os casos mais preocupantes, que não puderam ser acolhidos no hospital. Por isso, pedi que me enviassem fotos de suas línguas todos os dias. No caso grave da dama acima, ela gradualmente começou a mudar de cor e a camada diminuiu de espessura, até desaparecer. Então, quando ela estava curada, sua língua ficou rosa novamente e não havia mais nenhuma camada grossa.

Quatro exemplos
A fim de apresentar logo as soluções, não pretendo estender a apresentação de casos com os quais tive que lidar, mas os quatro exemplos a seguir são fundamentais sobre os tipos de situações encontradas e já permitem orientar uma reflexão sobre a prevenção
Observe que, sistematicamente, salvo caso contrário, a recomendação é de uma semana, portanto não é repetida todas as vezes.

1) A família L.[11]
Em todos os países, observou-se que a Covid-19 pode ter um longo período de incubação, até quatorze dias, sendo extremamente contagioso: isso significa que, quando um membro de uma família o pega, é quase inevitável que todos o peguem, mesmo que não apresentem sintomas, dependendo do estado de saúde e do sistema imunológico de cada um.
Então, no dia 15 de Abril, recebi uma ligação da Sra. L., cujo marido havia acabado de testar positivo para a Covid-19 e ter sido levado às pressas para o hospital. A Sra. L., seu filho de 20 anos e a filha de dezoito, também apresentam sintomas, mas em um nível menos preocupante do que o Sr. L. Dos três, a Sra. L. é a

---

11. Mesmo que os pacientes citados neste livro tenham me dado a autorização para serem mencionados e inclusive, alguns deles, tenham dado entrevistas nas quais testemunham meus métodos e seus resultados, não cito seus nomes em respeito à confidencialidade médica.

mais afetada: ela perdeu o olfato e o apetite, sua língua está grossa com uma camada amarela, ela tosse dia e noite e sofre de dores na garganta, febre e diarreia. Além disso, está com insônia, o que a enfraquece ainda mais e, portanto, também afeta sua capacidade de resistir à doença.

Eu lhe aconselho:

– a mesma receita de infusão acima, a base de absinto, artemísia e Yu Ping Feng San durante uma semana;

– depois, para remover o catarro amarelo persistente: durante três dias, sopa de pera com açúcar branco de cana;

– e depois, casca de clementina seca (Chenpi) e raízes de alcaçuz, também por três dias.

Ela também utiliza duas vezes a técnica do Gua-sha por três dias (ver *Capítulo IV*).

Em relação a alimentação, recomendo milhete, dente-de-leão, em saladas ou salteados, maçãs e figos secos.

Resultados: a febre diminui e a diarreia cessa no dia seguinte, a tosse melhora e a dor de garganta desaparece em três dias, ela recupera a respiração normal, bem como o olfato após a primeira semana. O apetite volta junto com o retorno de seu marido, e dorme após deixar os pés de molho todas as noites, o que continua fazendo desde que se curou.

Quanto às crianças, aconselho tomar o Yu Ping Feng San pela manhã e à noite por três dias, depois uma infusão de Chenpi + alcaçuz pela manhã, no meio-dia e a noite, durante uma semana, porque ambos estão com as línguas brancas e levemente grossas. Eles também fazem duas sessões de Gua-sha.

Como resultado, a tosse e a dor de garganta desaparecem definitivamente depois uma semana, após a qual já não apresentam quaisquer sintomas.

2) Senhora A.

No dia 6 de Maio, uma artista lírica solo na França entrou em contato comigo e me descreveu sua condição:

> Tive os primeiros sintomas da Covid dia 15 de Março. O diagnóstico está 100% correto, pois fiz um exame pulmonar que marcou o estigma do vírus.
>
> No entanto, quase dois meses depois, ainda tenho os primeiros sinais de dificuldades respiratórias, que meu pneumologista trata como uma asma. Eu ainda não recuperei meu paladar e meu olfato.
>
> Bem, minha maior preocupação é que meu trabalho necessita de meus pulmões. A voz está presente, mas meus pulmões estão fracos.

Portanto, não há dúvidas sobre a doença, pois esta paciente foi diagnosticada e tratada no hospital. Contudo, as sequelas persistem, com grandes consequências profissionais, pois ela não pode mais praticar sua profissão quase dois meses após o início da doença.

Minha primeira dúvida é de saber qual antibiótico ela tomou. Na verdade, eles modificam o sistema imunológico e, por repercussão, as recomendações da medicina tradicional chinesa.

> Primeiro azitromicina, depois Clamoxyl, após uma infecção dentária, e metronidazol quando o dente estava super infectado.

Depois lhe pergunto em detalhes sobre seus sintomas, as reações do seu corpo e peço uma foto da sua língua. Após o recebimento, posso diagnosticar que a Sra. A. tem pouca energia nos pulmões e rins, o que significa que ainda há umidade e catarro a serem eliminados.

Consequentemente, suas dificuldades respiratórias a impedem de adormecer. A prioridade, é claro, é fortalecer o sistema imunológico; portanto, a maneira mais eficaz e natural é restaurar o sono primeiro.

Eu recomendo deixar os pés de molho com dez fatias de gengibre por vinte minutos antes de ir dormir.

Consequentemente, suas dificuldades respiratórias a impedem de adormecer. A prioridade, é claro, é fortalecer o sistema imunológico; portanto, a maneira mais eficaz e natural é restaurar o sono primeiro. Eu recomendo deixar os pés de molho com dez fatias de gengibre por vinte minutos antes de ir dormir.

Também lhe sugiro que beba a seguinte infusão de manhã e à noite por sete dias: absinto (20 g) + artemísia (20 g) + Yu Ping Fen San + fibra de clementina (20 g) + folha de amoreira (20 g); e faça a moxabustão nos pontos Da Zhui, Fei Shu e Ding Chuan, duas vezes por dia, de manhã e de noite.

No dia 7 de Maio, ou seja, no dia seguinte, ela me enviou a seguinte mensagem:

Dormi bem ontem à noite. Deixar os pés de molho com gengibre funciona! Não tomei Xanax.

Também lhe aconselho que, se puder comprar, prepare uma sopa de milhete e adicione açúcar mascavo para lhe dar energia. Ela me confirma nos dias seguintes os benefícios que sente em termos de respiração e sono. Ela também me disse que contou meu tratamento a uma agência de notícias que veio entrevistá-la. Quatro dias depois, 11 de Maio, ela me pergunta isso:

É normal eu sentir nojo da doçura do chá?

Eu lhe respondo:

Parabéns, seu paladar voltou!

No dia seguinte foi o olfato que voltou:

Senti o cheiro da sopa cozinhando esta manhã... um cheiro terrível e um milagre, obrigado!!!

Em resumo, ela recuperou seu paladar e olfato ao seguir essas receitas durante cinco a seis dias, depois de tê-los perdido por dois meses desde o início da doença. Se algumas pessoas preferem pensar que é apenas um efeito placebo, isso só prova que o ser humano é realmente poderoso. Na verdade, quem duvida disso? Aliás, isto é ilustrado pelo terceiro caso abaixo.

Antes de apresentá-lo, aqui estão as últimas recomendações para a Sra. A., que me enviou duas fotos da língua no dia 13 de Maio. Elas mostram que ela está curada. No entanto, para revigorar ainda mais a energia dos seus pulmões, recomendo que ela beba, sem moderação, durante duas semanas e de forma alternada, um dia a cada três, as seguintes infusões:
– menta (fresca) + mel;
– capim-limão;
– tomilho + verbena.

A tosse provoca uma carência de energia Yin nos pulmões. Portanto, é preferível começar com a infusão de hortelã + mel, pois juntos são bastante Yin, o que permite que eles reidratem primeiro. Então, o capim-limão é levemente Yang, portanto eficaz para reenergizar os pulmões e desinfetá-los profundamente. Finalmente, a infusão de tomilho + verbena, sendo equilibrada em Yin e Yang, reconstrói a energia dos outros órgãos, impactada pela fraqueza dos pulmões (voltaremos a este ponto).

Como também observo um leve tipo de estresse, e até ansiedade, aconselho-a a cuidar do fígado, especialmente seguindo estas recomendações:

– consumir alcachofras, rúcula, dentes-de-leão, fígado de vitela;
– beber infusões de pétalas de rosa secas (sete botões em um copo) + uma ou duas raízes de alcaçuz seco + uma ou duas fatias de espinheiro seco. Além disso, esta infusão é considerada como tendo efeitos rejuvenescedores, embelezadores e emagrecedores, ou seja, é uma receita valiosa.

E, na medida do possível, continuar deixando os pés de molho antes de dormir e fazendo a moxabustão nos pontos Da Zhui, Fei Shu e Ding Chuan, duas vezes ao dia, de manhã e à noite.

No dia 26 de Maio, a Sra. A. me enviou os resultados do seu raio-x do tórax:

Indicação
Controle de uma infecção por Covid-19 em Março (raras opacidades de vidro fosco, com aspecto nodular, envolvendo menos de 10% do volume pulmonar).
(…)
Conclusão
Normalização da tomografia computadorizada. Ausência de anomalia.

Ela está, portanto, definitivamente curada e me envia um relatório final da análise, que conclui: "Presença de anticorpos anti-Sars-CoV2 (Covid-19)". Portanto, não há dúvidas sobre a doença que a afetou e, além disso, agora está com anticorpos.

3) A família E.

A história desta família chinesa, que me foi apresentada por um amigo, pessoalmente me emociona. Na semana passada, o pai teve febre, em torno de 38°, não parou de tossir e perdeu o apetite. Sua esposa está apenas começando a tossir, mas também perdeu o apetite e não consegue mais dormir. Quanto aos dois filhos, eles apresentam um pouco de febre, sem outros sintomas.

Eles ligam para o 15, que julga que suas condições não são suficientemente preocupantes, uma vez que os hospitais estão cada vez mais saturados, e os encaminham para um médico geral. Ele os recomenda paracetamol.

Após uma semana, não há nenhuma melhora e o medo e a ansiedade se tornam cada vez mais presentes.

Quando entram em contato comigo, peço-lhes que respondam ao meu questionário de cerca de 20 perguntas e, claro, que me enviem fotos de suas línguas.

O caso do Sr. E. é o mais sério. Aqui estão minhas recomendações para ele:

– a receita de infusão da minha avó (alho + gengibre + cebolinha) para diminuir a febre;

– a moxabustão nos pontos Da Zhui, Fei Shu e Ding Chuan, duas vezes ao dia, de manhã e à noite.

Então, assim que a febre desaparecer, ou seja, dois dias depois, tomar uma infusão de 20 g de artemísia chinesa (艾叶) + Yu Ping Fen San + fibra de clementina (30 g) + folha de amoreira (30 g), durante sete dias de manhã e à noite.

Para a Sra. E.:

– deixar os pés de molho com dez fatias de gengibre + cerca de 50 g de folhas de amoreira;

– Yu Pin Feng San;

– moxabustão nos pontos Da Zhui, Fei Shu e Ding Chuan, duas vezes por dia, de manhã e à noite, assim como para a maioria dos outros pacientes.

Quanto às crianças :
– a receita de minha avó para diminuir a febre;
– as mesmas infusões que a da Senhora. A., a serem tomadas durante uma semana, alternando um dia em cada três: menta (fresca) com mel / capim-limão / tomilho + verbena.

A Sra. E. fica aliviada com o meu conselho, mas há um problema: vivem a mais de 300 km de Paris, o que torna difícil a compra das plantas necessárias. Claro que é possível enviá-las por correio ou serviços expressos, mas o tempo de entrega pode ser longo, por isso ela não sabe quando a família poderá iniciar as recomendações.
Naquela mesma noite, por volta das 19:00, recebi uma ligação de um homem. Com cerca de setenta anos, é o pai da Senhora E., e quer me ver com as plantas que conseguiu encontrar em Paris durante o dia, para que eu possa lhe confirmar que estas realmente são as que eu indiquei.
A Senhora E. mais tarde me disse que seu pai tinha percorrido Paris o dia todo procurando os ingredientes, e que, depois de fazer um desvio para me perguntar se estavam corretos, saiu imediatamente de carro até a casa deles, a mais de 300 km de distância. Quando chegou, colocou as compras na frente da porta, sem poder beijá-los ou mesmo entrar, para não correr o risco de ser contaminado, e saiu de carro novamente. No final, ele percorreu quase 700 km durante a noite, antes de voltar para casa no início da manhã.
Uma semana depois a família estava curada. Também recomendei que tomassem sol entre as 10:00 e as 12:00 e, depois, entre as 15:00 e as 17:00, principalmente o Senhor. O sol é energia Yang

natural e gratuita! Recomenda-se ficar com as costas voltadas para o sol para capturar a energia Yang, ao invés da barriga, que captura a energia Yin da Lua. Observe também que as durações e horas de exposição ao sol variam de acordo com as estações e a localização. Por exemplo, na França, você deve evitar ficar no Sol entre 12:00 e 14:00 no verão. Para a China, também é diferente.

Cada vez que penso neste pai e nesta família, lágrimas vêm aos meus olhos. É incrível o que o amor pode fazer.

4) Senhora S.

Antes de se tornar uma enfermeira autônoma, ela trabalhou no Hospital Americano de Paris. Eu a acompanho há muito tempo, e ela me recomendou à sua família e amigos, que me consultam regularmente. Ela presta muita atenção aos meus conselhos, principalmente quanto a alimentação cotidiana, uma vez que, desde que as pôs em prática, se sente em forma e recuperou sua energia, além de uma boa aparência. Ela não tem mais insônia, nem enxaqueca, nem dores menstruais, nem inflamações, inclusive, até perdeu cinco quilos e tornou-se novamente a mulher doce e sorridente que seus familiares conheciam.

Ela é uma prova de que a medicina tradicional chinesa não é um milagre, mas uma prática diária oferecida a qualquer pessoa. Por sinal, foi sua evolução que convenceu seus conhecidos a virem me ver.

No dia 24 de Março, ela começou a apresentar os já conhecidos sintomas de tosse seca, dor de garganta, perda de olfato e paladar. Ela ficou preocupada, principalmente porque seu trabalho como cuidadora a coloca em risco de contrair a Covid-19. Um teste confirma que ela está contaminada. Ela liga para o hospital, que recomenda que fique em casa e tome paracetamol.

Sua situação não melhora, pelo contrário, e sua respiração se torna cada vez mais difícil, com o aumento da ansiedade e do estresse. É por isso que ela entra em contato comigo. Depois de avaliar as fotos da sua língua e suas respostas ao meu questionário, aconselho ela a:

– fazer a moxabustão duas vezes ao dia nos pontos já mencionados (Da Zhui, Fei Shu e Ding Chuan);

– uma taça grande de infusão de gengibre com açúcar mascavo;

– à noite: comer uma cabeça de rabanete branco cru e deixar os pés de molho com 50 g de folhas de absinto secas + 50 g de flor de cártamo seca + dez fatias de gengibre;

– durante o dia: tomar a sopa com o resto do rabanete branco (cozido) e mel, bem como uma sopa espessa de milhete;

– e, especificamente para as dores de garganta, adicionar ao seu almoço dentes-de-leão com as raízes, em alternância com os alimentos: na salada, misturados com folhas de rúcula; na sopa, com três cabeças de alho e coentro; na bebida, com 50 g de alcaçuz + 50 g de Chenpi;

– e, se possível, aquecer as costas ao sol todas as manhãs entre as 10h e as 12h, depois das 15h às 17h, para absorver a energia Yang, como no caso da família E.

Os sintomas desapareceram rapidamente e, uma semana depois, seu paladar e olfato tinham retornado.

Então, para continuar fortalecendo sua energia, recomendo que ela continue com a moxabustão no umbigo no ponto Shen Que (神阙) e/ou nas costas, no lado oposto ao do umbigo, em Ming Mene (命门), e tome uma sopa de cogumelos brancos (20 g) + sementes de lótus (20 g) + *Atractylodes macrocephala Bai Zhu* (20 g)[12] + *Poria Fuling* (20 g) + *Semem euryales Qianshi* (20 g), uma vez ao dia durante três dias, na hora do lanche (embora tenha um sabor doce e seja considerada uma sobremesa, é melhor consumir essa sopa fora das refeições, caso contrário perde sua eficácia).

A Senhora S. recupera rapidamente sua boa forma física e volta a ativa como enfermeira.

---

12. Planta medicinal chinesa, bem como os dois ingredientes a seguir.

Após o isolamento

Quando meu escritório reabriu no início de Junho, quatro pessoas vieram me ver depois de terem ficado doentes com a Covid-19, duas das quais testaram positivo e as outras duas não foram testadas, mas apresentaram os sintomas da epidemia. Embora tivessem sido afetadas há mais de três meses, nenhuma havia se recuperado ao seu estado de saúde anterior. Estes casos são importantes, pois atestam o fato de que devemos permanecer vigilantes em relação à recuperação e que as soluções de MTC continuam funcionando no período pós-pandemia.

Caso 1 : Sra. C., 42 anos, testou positivo em fevereiro, com todos os sintomas que agora conhecemos bem: febre, dificuldade em respirar, tosse, diarreia, perda de paladar e olfato. Ela tomou paracetamol seguindo as recomendações do seu médico geral e conseguiu superar a doença, mas ainda se sente muito cansada, com enxaquecas e com dificuldade para respirar, principalmente quando sobe e desce as escadas.

Começo colocando as ventosas sobre o Da Zhui, um ponto Fei Shu e um ponto Ding Chuan para ajudá-la a se livrar da "negatividade" deixada nos pulmões. Então, sobre os dois pontos Shen Shu, pois uma vez que a Covid-19 entrou no corpo, ela contamina não apenas os pulmões, mas também os rins, que devem ser tratados: eles são considerados a raiz do órgãos.

Após as ventosas: faço a moxabustão nos mesmos pontos, para que a Sra. C. recupere a energia, em seguida, acupuntura para favorecer a circulação.

Ao final da sessão, ela sente sua energia voltar e sua respiração melhorar.

Como sua língua está um pouco grossa, com uma camada amarela bastante espessa na parte inferior da língua, que corresponde à área renal, eu recomendo a seguinte infusão, que deve ser administrada por sete dias pela manhã e à noite: 50 g de *Artemisia annua* / Absinto chinês + 10 g de fibra de clementina + 30 g de folha de amoreira + 20 g de Chenpi + 10 g de alcaçuz + Yu Ping Feng San.

Casos 2 e 3 : Sra. Y., 58 anos, e Sra. S., 65 anos, tinham sintomas da Covid-19, mas não foram testadas e tomaram paracetamol. Dada a condição das suas línguas no momento da consulta, semelhantes à da Sra. C., procedi da mesma forma, com os mesmos resultados no final da sessão.

Caso 4 : Sr. R., 57 anos, é cantor e veio me visitar seguindo conselhos de um amigo, que cuidei à distância. Testado positivo no início de Março, ele apresentou os mesmos sintomas que a Sra. C. e tomou paracetamol seguindo o conselho do seu médico geral.

Novamente testado no final de Abril, desta vez, o resultado dá negativo. Em Maio, porém, ele sente que o vírus está despertando: está novamente com dificuldade para respirar, sua energia está "descarregada", seus pulmões estão cada vez mais "bloqueados", ele perde o apetite, a insônia retorna e ele não consegue mais cantar. Também aparecem sintomas que ainda não vi em outros casos de coronavírus: dor nos joelhos e problemas de memória. Sua condição reforça minhas observações de que a Covid-19 não afeta apenas os pulmões, e que realmente precisamos prestar atenção aos outros órgãos.

Através de seu pulso, constatei, de fato, a fraqueza de sua energia no coração, fígado, pulmões e rins, com retenção de água no baço. Devido a isso, começamos com as ventosas em Da Zhui, um ponto Fei Shu, um ponto Ding Chuan e os dois pontos Shen Shu. Os tratamentos são similares aos da Sra. C.: após as ventosas, faço a moxabustão nos mesmos pontos para aumentar e fortalecer a energia, e também nos pontos Pi Shu, Gan Shu e Ming Men, seguido de acupuntura para promover a circulação.

Após a sessão, ele fica encantado com o fato de sua dor no joelho já ter desaparecido e sua respiração ter melhorado. É isto o que me descreve ter sentido durante a parte da acupuntura:

> Uma energia quente está fluindo novamente no meu corpo, a sensação de frio se foi, principalmente nas minhas mãos e pés.

Sua língua possui uma camada branca coberta com uma leve camada amarela, por isso recomendo a seguinte infusão, por sete dias, de manhã e à noite: 30 g de *Artemisia annua* / absinto chinês (青蒿) + 30 g de artemísia chinesa (艾叶) + 10 g de fibra de clementina + 30 g de folha de amoreira + 20 g de Chenpi + 10 g de alcaçuz + Yu Ping Feng San.

Também lhe recomendo deixar os pés de molho com dez fatias de gengibre, todas as noites, para acabar com a insônia e estimular a energia nos rins. Na verdade, aquecer os pés faz com que a energia dos rins circule, favorecendo a circulação por toda a parte inferior do corpo, o que nos ajuda a relaxar. Para a medicina tradicional chinesa, os pés são considerados a raiz do corpo e os rins a raiz dos órgãos.

Dois sistemas complementares

Na China, a medicina tradicional e a medicina ocidental, com o uso de medicamentos químicos, são consideradas complementares, e os dois sistemas podem coexistir no mesmo hospital, sendo a prioridade a saúde do paciente e, portanto, a escolha da melhor solução para ele.[13]

Tendo os conhecimentos sobre os medicamentos chineses e devido as minhas primeiras experiências com a Covid-19, no dia 12 de Março fiz um pedido de doação de medicamentos chineses ao Sr. Li, o representante na França da fundação de interesse público International Education Centre (全景公益基金会).

Com seu apoio, a fundação que ele representa e a Administração Nacional de Medicina Tradicional Chinesa (中国中医药管理局) aceitaram em nos fornecer, gratuitamente, medicamentos farmacêuticos chineses patenteados, mas foi impossível recebê-las devido às exigências de licenciamento de importação e à norma CE.

Por fim, eles nos enviaram cerca de 200 kg de plantas medicinais, que foram distribuídas assim que foram recebidas, ou seja, a partir do dia 8 de Abril (a epidemia atrasou muito a logística e a chegada das plantas).

Enquanto isso, um grande número de pacientes conseguiu obtê-las em lojas especializadas ou receberam através de envios de seus familiares na China.

---

13. "Em todo o país, mais de 92% dos pacientes chineses da Covid-19 foram tratados somente com a MTC ou em combinação com terapias ocidentais.", Wikipedia's Culture of Editorial Chaos and Malice, Richard Gale e Dr Gary Null, Global Research, 19 Junho 2020.

Capítulo II

As fontes e a pesquisa

Prática múltipla

Com os exemplos do capítulo anterior, aqueles que não estão familiarizados com a medicina tradicional chinesa notaram que ela utiliza diferentes técnicas, que podemos resumir de forma não exaustiva: farmacopeia e fitoterapia, dietética, acupuntura, moxabustão, exercícios energéticos e massagens, aplicação de ventosas, Gua-sha, entre outras. A seguir, abordaremos com mais detalhes algumas destas técnicas, pelo menos aquelas que provaram ser eficazes para vencer a Covid-19.

Fundamentos teóricos

Qualquer pessoa pode ser afetada por este vírus, mas a medicina tradicional chinesa considera que pessoas com um equilíbrio de energia Yin e Yang resistirão melhor, ou até mesmo serão pouco ou nada afetadas, pois seus sistemas imunológicos estarão preparados para defendê-las de tais ataques.

A MTC trata cada situação individualmente e não oferece uma resposta generalizada, tal como um medicamento universal. Na China, por exemplo, o tratamento dependerá da província ou região, ou seja, da culinária local, condições climáticas, etc. Consequentemente, não dou as mesmas recomendações aos meus pacientes que vivem na França, Itália, Marrocos ou China, mesmo que apresentem sintomas parecidos ou que dos diagnósticos indiquem a mesma doença. É claro que existe uma base comum e aspectos comuns, como vimos nos exemplos citados acima, mas eles são sempre avaliados e tratados caso a caso. Se eu tivesse que lidar com pacientes na África subsaariana ou no norte da Europa, as recomendações, sem dúvidas, teriam sido diferentes. Isto está expresso no livro do mítico Imperador Amarelo, o *Huangdi Nei Jing* (黄帝内经)[14], onde está escrito:

中医是因地制宜，因时制宜，因人制宜的，

que significa :

A medicina chinesa se adapta às condições locais, ao momento e às pessoas.

Consequentemente, a primeira recomendação da medicina tradicional chinesa diante da epidemia de coronavírus é fortalecer nosso sistema imunológico, ou seja, "a camada protetora/defensiva" (卫气, Wei Qî). Isto consiste, antes de tudo, em equilibrar nossas energias Yin e Yang, a fim de nos permitir estar em boa saúde: a prevenção é a chave. As soluções vêm mais tarde, quando a doença ataca.

No entanto, no caso da Covid-19, não hesite em ligar imediatamente para o hospital ou os serviços que poderão te prestar socorro, caso precise. Se, embora seja necessário, o hospital não puder atendê-lo, é possível pôr em prática estas recomendações: ficar em casa em um lugar tranquilo, tomar água morna, ou seja, ferva a água e deixe-a esfriar até cerca de 40 a 50°C. Tomar a água a esta temperatura nos ajuda a respirar melhor do que quando a tomamos fria. Quando ingerida fria, faz com que os bloqueios fiquem estagnados. Tenha também uma alimentação leve, com

---

14. O Huangdi Nei Jing (黄帝内经) ou Clássico Interno do Imperador Amarelo é o trabalho mais antigo da medicina tradicional chinesa. Huangdi, também conhecido no Ocidente como Imperador Amarelo, era um mítico governante civilizador que é considerado o pai da China. Ele teria reinado no terceiro milênio A.C..

menos gorduras e açúcares, o que terá um efeito benéfico contra os sintomas da Covid-19, resfriados, gripe e febre – por exemplo, se uma criança está com tosse, é melhor evitar dar batatas fritas a ela. Não aceite nenhum "conselho" ou até mesmo antibióticos que você possa ter encontrado nas redes sociais sem antes consultar a opinião de um médico – como já explicamos, sua saúde está em jogo.

Antes de apresentar várias soluções naturais, especialmente em termos de nutrição, a fim de nos ajudar a aumentar nossa energia e fortalecer nosso sistema imunológico, vamos apresentar, brevemente, as principais fontes da medicina tradicional chinesa e aquelas em que confio, especialmente aquelas que foram desenvolvidas pelos médicos de minha família – aliás já citei várias vezes as receitas de minha avó.

Os antigos mestres

Em primeiro lugar, retomo o conhecimento desenvolvido por *Zhang Zhongjing* (张仲景), um famoso mestre da medicina tradicional chinesa. As datas de seu nascimento e morte não são conhecidas com precisão, mas estima-se que ele viveu entre 150 e 219, ou seja, no final da Dinastia Han, que governou a China de 206 A.C. a 220 D.C..

Seu livro essencial, o *Shanghan Zabing Lun* (伤寒杂病论), que pode ser traduzido como o Tratado sobre patologias frias e outras doenças, foi perdido durante as guerras do período dos Três Reinos (220-280), mas posteriormente reconstituído em dois livros por diferentes médicos:

– o *Shang Han Lun* (伤寒论) ou *Sobre as lesões do frio*, um livro focado em como tratar doenças infecciosas epidêmicas causadoras de febres generalizadas em sua época, e

– o *Jingui Yaolue* (金匮要略) ou *Prescrições essenciais do cofre de ouro*, uma coleção de várias experiências clínicas sobre doenças internas.

Atualizado regularmente até a era moderna, o conjunto se tornou um clássico da medicina tradicional chinesa e continua sendo um dos trabalhos mais influentes em relação à saúde.

A partir das dinastias Yuan (1279-1368) e Ming (1368-1644), Zhang Zhongjing foi, inclusive, considerado um "médico santo". Além do princípio de diferenciação e de tratamento da síndrome que ele estabeleceu, que é a base e a alma da prática clínica da MTC, ele desenvolveu inúmeras formas de dosagem e prescrições que continuam provando suas eficácias há dois milênios.

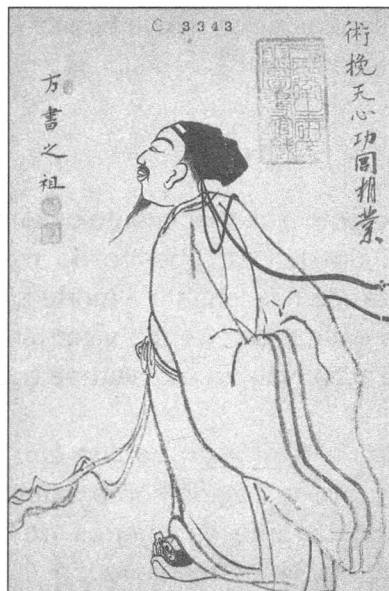

Zhang Zhongjing
Fonte: Wellcome Images / Wikimedia Commons

Depois, trabalhei a partir do trabalho de Ye Tianshi (葉天士), nascido em uma família de médicos (1667-1747). Seu avô Ye Shi e seu pai Ye Zhaocai eram especialmente competentes no campo da pediatria. Ye Tianshi começou a aprender medicina aos doze anos de idade. Um ministro contemporâneo, que escreveu uma biografia sobre sua vida, declarou que todas as pessoas conheciam suas obras, "até mesmo os ambulantes". Ele é conhecido não apenas por suas habilidades médicas, mas também por seu domínio das técnicas de Fengshui.

Seus trabalhos ainda são pertinentes atualmente, inclusive no caso do coronavírus, pois Ye Tianshi é considerado a melhor fonte para o tratamento de doenças epidêmicas, assim como da malária e das erupções cutâneas. Aliás, foi ele quem descobriu a escarlatina na China.

Seu livro *Wenre Lun* (温热论) ou *Discussão sobre as doenças quentes*, foi publicado em 1746, pouco antes de sua morte.

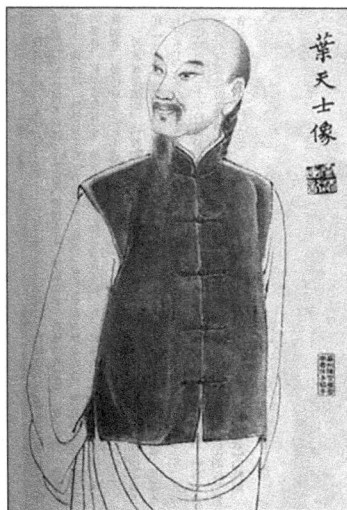

Ye Tianshi
Fonte: Wikimedia Commons

As fontes familiares

Mencionei meu avô, que foi um grande médico tradicional chinês, e este também é o caso de minha avó, cujas receitas eu uso muito. Ela foi treinada tanto em medicina ocidental, com especialização em dermatologia, quanto em medicina tradicional chinesa. Seu pai também era um médico ocidental e tradicional chinês, que estudou medicina na França. Quando voltou à China, exerceu sua profissão e, além disso, foi nomeado prefeito de sua província.

Meus pacientes se beneficiam de suas pesquisas, as quais também sigo, pois a natureza e os seres vivos estão em constante evolução. Comecei a estudar a questão da Covid-19 já em Janeiro, porque parecia evidente que a epidemia se tornaria mundial (até enviei uma carta de alerta ao Ministério da Saúde francês em 10 de Fevereiro, inclusive com propostas de soluções a serem implementadas, especialmente no aeroporto Charles-de-Gaulle).

O primeiro ponto de minha pesquisa se concentrou na análise dos sintomas, através dos registros divulgados pelos médicos na China. Também conversei com os alunos de meu pai, que também é médico, especialmente com um deles, pois ele ajudou equipes de cuidadores sobre as questões de prevenção. Ele compartilhou suas experiências, as plantas que utilizavam, os avanços, os fracassos. Eu também participei com eles das análises. Em seguida, peguei todas as plantas e receitas que comprovaram sua eficácia, as quais selecionei e adaptei de acordo com o ambiente da França e dos países onde costumo atuar.

Assim, quando o casal que voltou de Wuhan veio me consultar no final de Janeiro, eu já conhecia as soluções a serem implementadas. A rápida recuperação de ambos me deu ainda mais confiança, que mais tarde foi reforçada pelos outros casos que tive que tratar. Também compartilhei meus resultados e minhas receitas, para que o maior número possível de pessoas pudesse se beneficiar das vantagens da medicina tradicional chinesa.

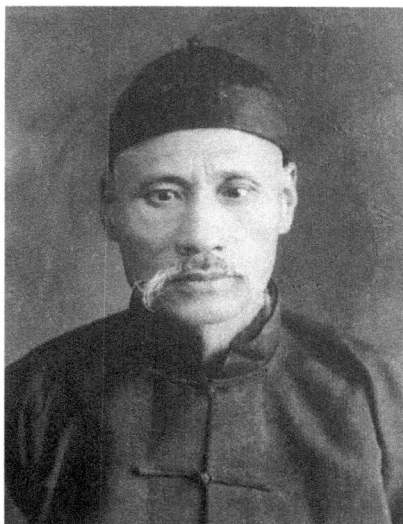
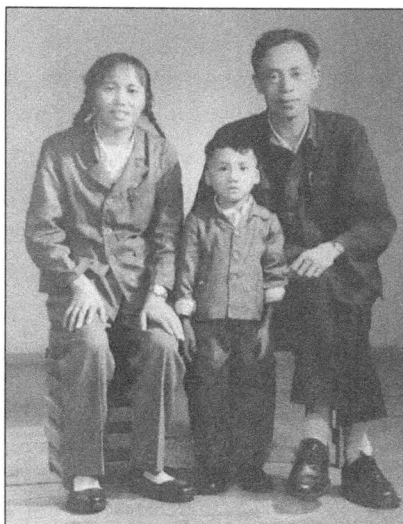

| Meu bisavô, Zhiping Dai, também médico tradicional e prefeito regional (乡长) | Minha avó, Zhefei Dai e meu avô, Baochi Cai, com meu pai. |

Os oito princípios de diagnóstico (八纲辨证, Bā gāng biànzhèng)
Estamos falando da Covid-19, mas para nós, médicos tradicionais chineses, cada caso é único. Por exemplo, em uma família vítima da pandemia, mesmo quando a fonte do vírus é a mesma, é provável que os sintomas sejam diferentes de acordo com a idade, sexo, energia corporal, etc. Consequentemente, a medicina tradicional chinesa adaptará às possibilidades de tratamento em função de cada indivíduo.

Para este fim, nossos ancestrais desenvolveram um sistema chamado "os oito princípios de diagnóstico", baseado nas oito origens dos sintomas que eles identificaram:

– 阴: yin;
– 阳: yang;
– 表, biǎo: superficial (yang), (localização, mais rapida,aguda);

– 里, lǐ : interno(yin), (localização, mais lenta, crônica);
– 热, rè: calor (yang), (natureza, mais rápida, aguda) ;
– 寒, hán: frio (yin), (naturaza, mais lenta, crônica);
– 实, shí: excesso (yang), (natureza, mais rápida, aguda);
– 虚, xū: falta (yin), (natureza, mais lenta, crônica).

Uma mesma doença pode corresponder a várias dessas origens de sintomas. Há quatro etapas importantes para determiná-las: o exame, o monitoramento, o questionário e a medição do pulso. Em um período de isolamento, a medição do pulso e o exame são impossíveis, portanto, nos resta fazer o monitoramento e o questionário, incluindo a análise da língua. Eis o questionário que desenvolvi especificamente para a Covid-19, levando em conta estas circunstâncias especiais do distanciamento:

Neste período de epidemia de Covid-19, de acordo com as informações comunicadas pelos estabelecimentos de saúde na França, se você sofrer de um destes três sintomas principais, é possível que você esteja infectado(a):
1. 失去嗅觉 / Perda de olfato e paladar;
2. 高烧不退 / Febre elevada e persistente;
3. 腹泻 / Diarreia.

Neste caso, responda às seguintes perguntas:

1. Expresse os sintomas de sua doença da forma mais precisa e detalhada possível.
2. Está com tosse?
3. Se sim, ela tem catarro ou é seca?
4. Se sim, qual a cor do catarro? Branco ou amarelo?

5. Qual a cor e a aparência da sua bochecha? (Na maioria dos casos, as bochechas brancas indicam doença de Yin, enquanto as vermelhas indicam doença de Yang)

6. Como está a cor e a aparência dos seus lábios? Pálidos, vermelhos vivos, vermelhos escuros, rachados?

7. Com que frequência você urina ou defeca? Descreva-as com detalhes.

8. Algum detalhe sobre suas três refeições principais e hábitos alimentares do dia a dia?

9. Como está seu sono?

10. Suas mãos e pés estão frios ou quentes?

11. Está transpirando? Quando? Em quais partes do corpo? Qual a intensidade?

12. Está tomando antibióticos ou medicamentos? Se sim, quais?

13. Inspire profundamente pela boca e depois solte o ar pelo nariz, diga-me o que você sente após fazer isso.

14. Envie-me duas fotos de sua língua tiradas pela manhã, uma antes de escovar os dentes e outra depois (antes, mostra a energia do baço e do estômago, e o estado da digestão; depois, mostra os sintomas).

Várias perguntas podem parecer surpreendentes, mas, por exemplo, se as mãos ou os pés estiverem frios, isso significa que a circulação do sangue não atinge as extremidades dos membros, o que indica uma fraqueza na energia do corpo, e orienta o tratamento que deve ser aplicado.

Correspondências órgãos-cores

Um dos princípios da medicina tradicional chinesa é combinar cinco órgãos a cinco cores, de acordo com a tabela abaixo:

Órgãos	Cores
Figado	Verde
Coração	Vermelho
Braço	Castanho
Pulmões	Branco
Rins	Preto

Uma das consequências é que, se um desses órgãos estiver fraco, é necessário dar preferência aos alimentos correspondentes à sua cor, por exemplo, gergelim preto para os rins ou maçãs vermelhas para o coração. Quanto aos pulmões, sua cor é branca, então as sementes de gergelim branco nos ajudarão a recuperar a energia para fortalecê-los.[15]

15. Esta parte é amplamente desenvolvida no livro A Saúde através da *medicina tradicional chinesa*, Angelina Jingrui Cai, ed. Louise Courteau Inc., 2020.

Capítulo III

Os pulmões e os (corona)vírus

Introdução

A Covid-19 não afeta apenas os pulmões: todos os órgãos são afetados em diversos níveis, razão pela qual se manifestam sintomas tão variados como insônia, diarreia, perda de apetite, perda do paladar, etc.. Consequentemente, nossa filosofia é tratar o todo, por exemplo, o coração e os rins para dormir bem, de modo a estimular o sistema imunológico, o baço e o estômago para recuperar o apetite, o que permite recuperar energia através da alimentação, e também os intestinos para parar o vazamento de energia devido à diarreia...

No entanto, os pulmões ocupam um lugar de destaque nesta pandemia, então, é essencial tratá-os.

Os pulmões são a vida!

De acordo com as observações da medicina tradicional chinesa, eles são um órgão Yin, sendo que o intestino grosso é a contraparte Yang. Na verdade, este é um conceito que não é fácil de transcrever em português, mas, globalmente, considera-se que os órgãos funcionam em pares Yin-Yang1.

Obviamente, todos eles são essenciais, mas os pulmões são por mais de um motivo:

– eles controlam todos os meridianos (voltaremos a este assunto no próximo capítulo);

– eles são os mestres do Qi, ou seja, da energia vital, pois são eles que a governam, assim como a respiração.

São órgãos delicados, os mais sensíveis e frágeis entre todos os outros: precisam de proteção e exigem mais atenção e cuidado. Estando conectados com a garganta e tendo o nariz como entrada, são os primeiros órgãos a serem contaminados no caso de uma doença como a Covid-19, isto é, causada por um vírus.

Propriedades e relações com os outros órgãos

Alguns sintomas da Covid-19, que parecem não estar ligados aos pulmões, surgem, devido aos vínculos com outros órgãos.

1) O coração
Os pulmões são considerados como a "guarda-sol do rei", pois protegem o órgão mais próximo, isto é, o coração. Eles o ajudam em sua função circulatória, fornecendo-lhe Qi para garantir a circulação do sangue. Em caso de fraqueza, todo o funcionamento dos órgãos e do corpo é afetado.

As consequências da Covid-19
De acordo com a medicina tradicional chinesa, o principal órgão que domina o sono é o coração. Isto explica porque a maioria das pessoas afetadas pela Covid-19 têm insônia, mesmo que estejam pouco ansiosas ou com dificuldade para tossir. Na verdade, enquanto a energia dos pulmões estiver enfraquecida, eles não são conseguem mais ajudar a energia a descer do coração até os rins, então não podemos mais relaxar e alcançar o estado que nos permite adormecer. Além disso, o coração continua a funcionar como um motor funcionando à vácuo, com, entre outras coisas, o risco de um ataque cardíaco.

2) O baço

Os pulmões também protegem o baço. Eles transformam e ajudam a fortalecer a energia que ele produz, indispensável para a circulação do sangue. Como resultado, se a energia proveniente dos pulmões enfraquece, a do baço enfraquece junto, e a eficiência de suas funções diminui: não consegue mais se livrar do excesso de água no corpo, o que causa retenção de água, edemas, também não consegue estimular o apetite, acompanhar o trabalho do estômago, etc.

As consequências da Covid-19
As ligações entre os pulmões e o baço explicam, naturalmente, sintomas como perda de apetite, inchaço do estômago, diarreia, entre outros. Na verdade, é o baço que domina o apetite e administra a digestão com seu parceiro, o estômago.

3) Os rins

O funcionamento dos rins depende da energia dos pulmões. Se estiverem doentes, uma das consequências é a má alocação e evacuação da água no corpo, o aumento nos problemas respiratórios, etc.

As consequências da Covid-19
O sono não é dominado apenas pelo coração, mas os rins também contribuem para isso: para dormir bem, é preciso que a energia Yang do coração desça para a energia Yin dos rins.

É por esta razão que quando tratamos a Covid-19, é indispensável ativar a energia dos rins, a fim de melhorar a circulação e o sono, fundamentais para fortalecer o sistema imunológico e vencer a doença.

Princípios e fundamentos da Covid-19

Exemplo de determinação de doenças
Na MTC, é necessário identificar a origem de uma doença, pois mesmo que seja um resfriado, ela não será tratada da mesma forma, pois pode ser de origem Yin ou Yang. Aqui estão quatro exemplos, que se aplicam aos sintomas do resfriado, da gripe e da Covid-19:

– Yin
风寒 (Fēng Hán) Vento frio, ou 伤寒 (Shāng Hán) Febre tifóide / Congelamento (ou Golpe de frio).
Uma indicação de um desses dois casos Yin é a língua de cor branca ou branca e espessa.

– Yang
风热 (Fēng Rè) Vento de calor / Vento quente, ou 风燥 (Fēng Zào) Vento seco.
Uma indicação de um desses dois casos Yang é a língua seca, de cor vermelha, amarela ou amarela e espessa.

A Covid-19 não está senda identificada como tal na medicina tradicional chinesa, aqui estão as categorias com as quais ela está relacionada na classificação dos nossos antepassados:
温病 (Wēn Bîng), Doença morna
湿温 (Shī Wen), Doença úmida e morna
疫病 (Yî Bîng) /疫疬(Yî Lî), Doença epidêmica
温疫 (Wēn Yî), Doença epidêmica morna
疟疾 (Nüè Ji), Malária

痰饮 (Tán Yīn), Secreções

邪 (ou 邪气) Xié (ou Xié Qî), Energia negativa

伏邪气 (ou 伏气) Fú Xié Qî (ou Fú Qî), Energia negativa latente

虚 (Xu), Carência (ou Vazio).

Consequentemente, mesmo se for um único vírus, a Covid-19 pode ter uma reação do tipo fria ou quente no paciente, como a gripe ou o resfriado, o que altera os sintomas e, portanto, os tratamentos.

Um conselho de prevenção

Em uma panela, ferva três litros, sendo cinco partes de água e uma parte de vinagre, e adicione três colheres de sopa de sal. Depois de ferver, espalhe esta mistura em todos os cômodos da sua casa.

Este método é utilizado na China há séculos pelos mestres de Fengshui para remover as ondas negativas. Eles escolhem, prioritariamente, o vinagre de arroz preto, que pode ser comprado nos supermercados asiáticos, porque seu efeito desinfetante e antimicrobiano é superior aos outros.

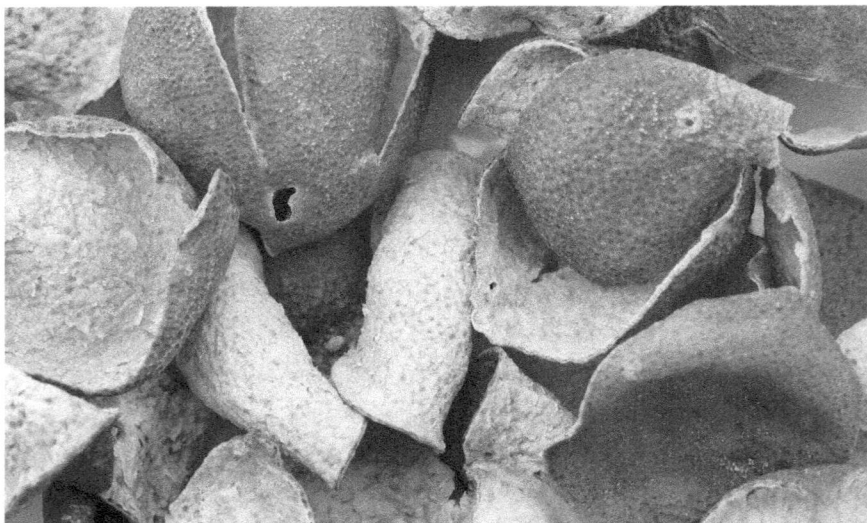

O Chenpi é a casca da clementina seca, que passou por um processo de secagem especial ao longo de vários anos.

Capítulo IV

Meridianos e pontos de acupuntura

Eles fazem parte de um conceito chave na medicina tradicional chinesa. Os meridianos são "canais" invisíveis pelos quais a energia vital flui. Existem doze principais. Qualquer bloqueio em um ponto leva a perturbações que podem ser fontes de doenças.

Um médico tradicional utilizará então, entre outros meios, pontos de acupuntura localizados em toda a superfície do corpo, especialmente ao longo dos meridianos. Já foram identificados quase dois mil pontos, mas entre trezentos e quatrocentos são utilizados para tratar a maioria das situações. Na verdade, uma parte de minhas pesquisas envolve a descoberta de novos pontos de acupuntura, que poderiam se mostrar indispensáveis para tratar novas doenças e enfrentar a evolução do meio ambiente em geral e dos seres humanos em específico – de fato, a energia na qual nos banhamos não é mais a mesma que a de um século atrás.

O conceito de meridianos e pontos de acupuntura é estranho à ciência ocidental, mas nós os usamos para várias técnicas, algumas das quais se revelaram valiosas contra a Covid-19.

1. A moxabustão

Sensação de calor

De acordo com a medicina tradicional chinesa, este método muito antigo está entre os melhores, se não o melhor, para prevenir e tratar doenças. Na verdade, a Bíblia da MTC diz para você usá-lo se não conseguir se curar através das ervas ou com a acupuntura. Além disso, como muitas plantas podem produzir efeitos colaterais, recomenda-se aplicar a moxabustão posteriormente, a fim de reparar os órgãos afetados, bem como após a utilização de ventosas, a fim de recarregar a energia.

Ela também constitui um acompanhamento principal da acupuntura, cuja palavra chinesa,针灸 (Zhen Jiu), é composta por 针 (Zhen), que significa "acupuntura", e 灸 (Jiu) para "moxabustão".

Para obter um resultado mais eficaz na acupuntura, a MTC recomenda, portanto, que ela seja acompanhada pela moxabustão.

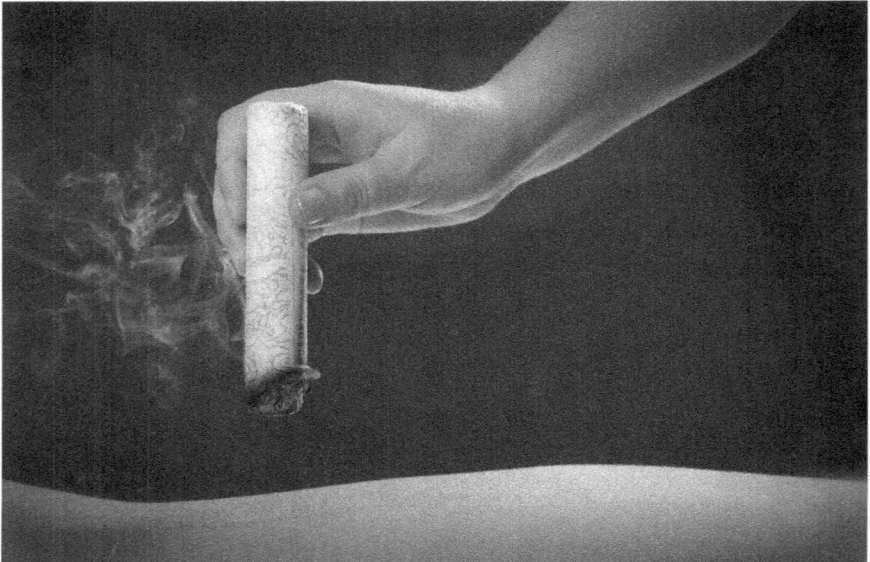

Prática da artemísia

A moxabustão é uma técnica bastante simples: consiste em esquentar os pontos do corpo com uma moxa, ou seja, um bastão feito de folhas de artemísia que são feitas para queimar. Considera-se que os algodões de artemísia que produzem mais energia Yang, ou seja, os mais eficazes, vêm da província chinesa de Hubei, cuja capital é... Wuhan.

A força da energia Yang da moxa pode penetrar nos meridianos e até mesmo nos órgãos internos.

Existem caixas de moxabustão, o que facilita a prática. Neste caso, é utilizado o chamado "cubo", com um buraco em formato cilíndrico de cerca de 3 cm de comprimento, enquanto o bastão tem cerca de 20 cm de comprimento (ver fotos). Se você não tiver uma caixa específica, mantenha o bastão distante 4 cm, ou seja, duas vezes o diâmetro da moxa.

O tempo de moxabustão para cada ponto de acupuntura é de cerca de vinte minutos, ou seja, o tempo que leva para que uma (pequena) moxa se queime (o bastão pode ser usado até cinco vezes, pois dura mais tempo).

Em um período normal, ou seja, de boa saúde, é suficiente para praticar a moxabustão por três dias, a fim de fortalecer nossa energia.

Quando se pratica em pelo menos dois pontos consecutivamente, é necessário seguir a ordem geral recomendada pela medicina tradicional chinesa: começando nos pontos superiores para os inferiores, e da esquerda para a direita, pois é sempre necessário começar do lado Yang (superior/esquerdo) para o lado Yin (inferior/direito), a fim de seguir a direção do fluxo de energia. O contrário pode causar desordem e disfunção, inclusive nervosismo. Se você tiver adquirido um dispositivo de moxabustão com três caixas, você pode tratar três pontos ao mesmo tempo. Caso contrário, siga a ordem indicada.

Não há necessidade de esperar ou fazer uma pausa entre os pontos.

Beba água morna antes da moxabustão para facilitar a liberação de bloqueios na circulação de energia e aumentar sua eficiência, assim como depois ajudar na eliminação de bloqueios (umidade, resíduos, frio, etc.).

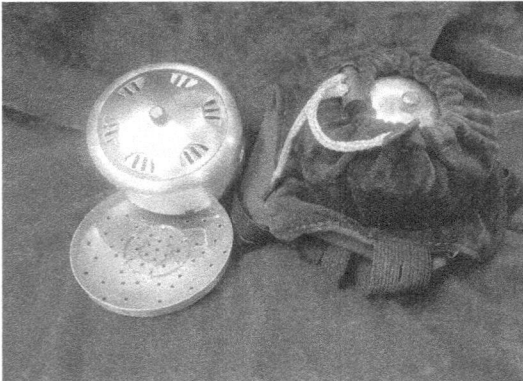

Caixa de moxabustão...

...e com uma moxa começando a queimar antes da caixa ser fechada.

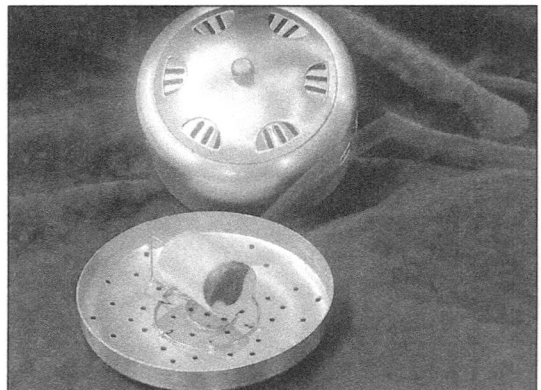

Contra-indicações

Como a moxabustão gera um excesso de circulação sanguínea, ela é desaconselhada:

– para mulheres grávidas;

– no período menstrual, se as menstruações forem abundantes;

– para pessoas que sofrem de hipertensão arterial.

Dados seus benefícios, pode ser útil, no entanto, procurar o conselho de um profissional da medicina tradicional chinesa.

Também não é aconselhável praticá-la enquanto se está comendo, depois de comer muito, quando se tem fome ou se toma muito álcool, porque a circulação da energia fica perturbada, o que diminui sua eficácia.

Propriedades

Entre seus principais efeitos, a medicina tradicional chinesa estabeleceu que a moxabustão aumenta a vitalidade, afasta o frio, desumidifica o corpo, favorece a circulação sanguínea e, em geral, melhora a resistência do sistema imunológico, equilibrando as energias Yin e Yang.

A moxa tem efeitos antibacterianos e antivirais, e o uso da fumaça de suas folhas, em circunstâncias específicas, pode inibir a ação de certos vírus, incluindo o da gripe.

Neste período de Covid-19, é até recomendado queimá-la em casa ou no trabalho, como se fosse um incenso, a fim de purificar o ar e reduzir os riscos de contaminação.

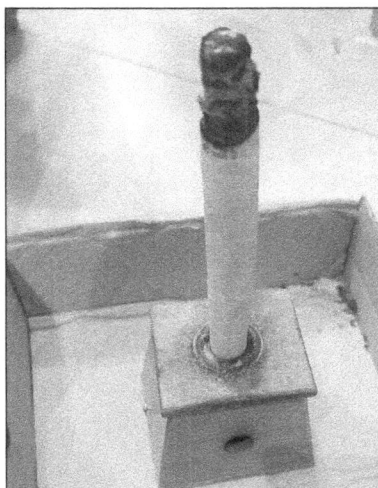

Bastão de moxa queimando em uma loja

Três pontos importantes

Das centenas de pontos sobre os quais é possível praticar a moxabustão, pelo menos três dentre eles se revelaram particularmente eficazes contra a Covid-19, e qualquer infecção pulmonar em geral. Diferente de outras técnicas, como a acupuntura, não é necessário localizar o ponto com extrema precisão, pois o efeito é produzido sobre a área. Dito isto, ainda assim é melhor não ficar muito longe dos pontos.

Deve-se notar que nem sempre é fácil localizar os pontos, especialmente quando se começa, mas isso melhora com a prática.

1) Da Zhui (大椎), DU14

Localização: é um ponto de captação de energia localizado na coluna vertebral, na parte inferior da sétima vértebra cervical. Para encontrá-lo, levante a cabeça: ele está localizado na cavidade do pescoço, acima da linha dos ombros.

Indicações: febre, tosse, resfriados, bronquite, vermelhidão da pele, inchaço na barriga, suores noturnos, dores nos olhos, rigidez do pescoço, asma, epilepsia.

Este é um dos pontos mais importantes para "libertar o exterior" e tratar "o calor do vento", que gera as doenças relacionadas ao frio e ao calor.

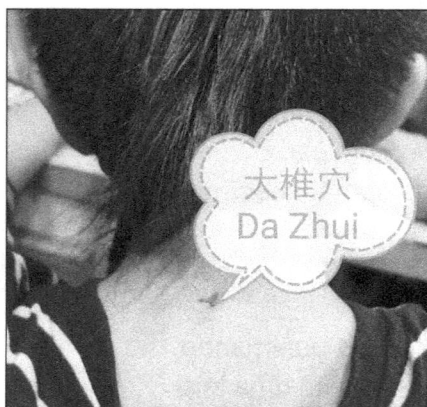

2) Fei Shu (肺俞), BL13

Mesmo que sejam dois pontos, eles têm o mesmo nome e a mesma referência internacional.[16]

Localização: na parte das costas. A partir da primeira vértebra na parte das costas (a maior, na parte inferior do pescoço), desça até a parte inferior da cavidade da terceira, depois mova 1,5 cun à esquerda e à direita da coluna.

Indicações: tosse, asma, cuspir sangue, ondas de calor, suores noturnos, nariz entupido.

A ação sobre os pontos Fei Shu permite, especialmente, reforçar a energia dos pulmões, equilibrando Yin e Yang, o que é indispensável nesta época de coronavírus.

Não é necessário praticar sistematicamente nos dois pontos, apenas um já pode ser suficiente, exceto em situações graves. Se for necessário fazer nos dois pontos, comece com o da esquerda.

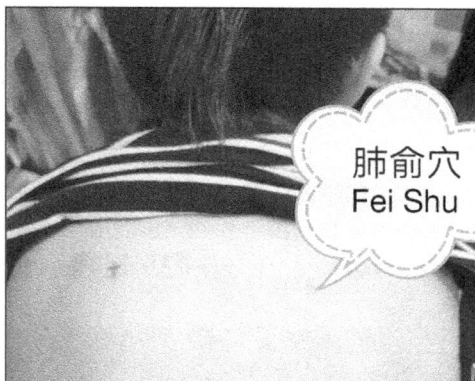

肺俞穴
Fei Shu

---

16. Os profissionais consideram, na prática, que este é apenas um ponto, mas utilizamos esta noção de "dois" pontos do livro para facilitar a compreensão. É também por isso que existe apenas uma referência internacional para Fei Shu e Ding Chuan.

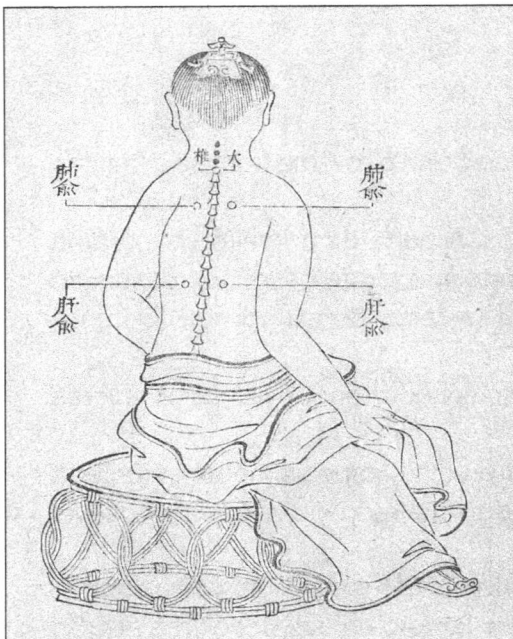

Imagem de um antigo tratado médico de 1680 (Dinastia Qing) mostrando os pontos Da Zhui, Fei Shu e Gan Shu (para o fígado).

3) Ding Chuan (定喘), EX-B1
"定喘" significa "parar o bloqueio respiratório". Estes são dois pontos específicos que não se encontram nos doze meridianos principais.
Localização: eles estão situados nas costas. A partir da primeira vértebra nas costas (a maior), desça até a parte inferior da cavidade da sétima e depois mova 0,5 cun à esquerda e à direita da coluna.
Indicações: asma, tosse, pescoço rígido, dores nos ombros e nas costas.

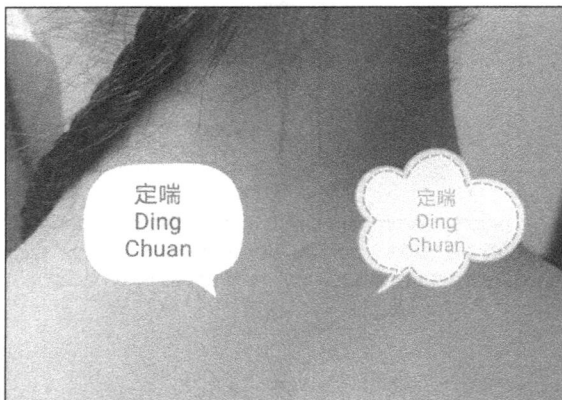

Uma medida pessoal: o cun (寸)

Na medicina tradicional chinesa frequentemente se utiliza o "cun", uma unidade de medida para localização de pontos de acupuntura. Ela se baseia no princípio de dividir o corpo em segmentos iguais, cujo número é o mesmo, independentemente do tamanho de uma pessoa. Assim, um bebê e um adulto terão exatamente o mesmo número de cuns em todas as partes do corpo: eles terão, por exemplo, o mesmo número de cuns na perna.

Consequentemente, o cun não é um valor fixo e universal, como é o metro: cada pessoa tem seu próprio cun, que depende da largura do polegar e dos dedos, os verdadeiros determinantes do cun de cada pessoa.

Assim, podemos localizar aproximadamente a área onde estão situados nossos pontos de acupuntura, sendo que a posição exata é sentida pelo toque.

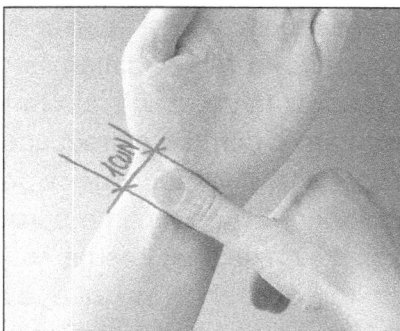

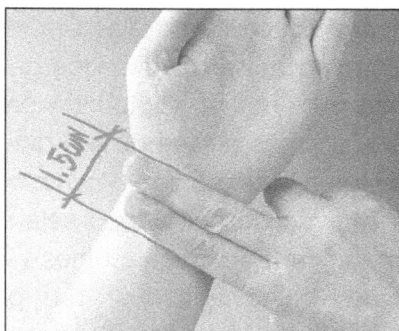

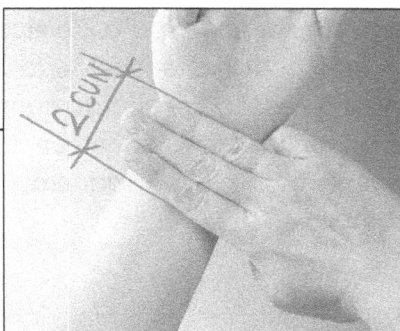

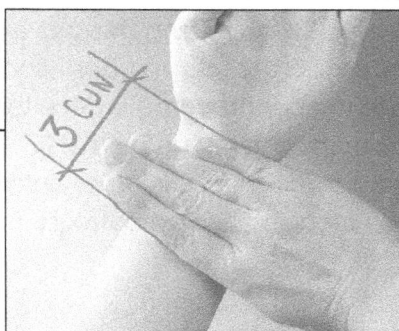

Instruções de uso

Muitas vezes aconselho a moxabustão nos pontos Da Zhui e depois nos pontos Fei Shu, exceto em casos de dificuldade respiratória, onde é mais eficiente usar a combinação Da Zhui e depois Ding Chuan – respeite a ordem recomendada pela medicina tradicional chinesa, como explicado acima. Como lembrete, você deve, portanto, começar com Da Zhui, depois Fei Shu à esquerda, seguido por Fei Shu à direita, e não o contrário.

A prática da moxabustão não apresenta nenhum perigo ou efeito colateral – pode haver, no entanto, um certo receito, pelo menos na primeira vez, por medo de se queimar; sem dúvidas, mas em mais de duas décadas de prática, nenhum dos meus pacientes nunca se queimou ou me pediu para aliviar uma queimadura devido à moxabustão.

Recomendo sessões de moxabustão de preferência pela manhã para os pontos localizados na parte alta do peito, portanto, que estão relacionados à energia Yang; caso sejam feitas de noite, existe o risco de intensificá-la, causando, desta forma, a insônia.

Entretanto, na maioria dos casos de Covid-19, os sintomas de tosse (violenta) e dificuldade para respirar também interferem no sono, ao mesmo tempo em que esgotam o corpo e enfraquecem o sistema imunológico. Portanto, não hesite em praticar de tarde e até mesmo de noite caso seja necessário, especialmente porque a medicina tradicional chinesa já conhece estes efeitos há muito tempo: basta adicionar um ponto de moxabustão, que está localizado na base do pé e se chama Yong Quan (涌泉), que significa "trazer a energia Yang de volta à parte inferior do corpo". Ele ajuda a relaxar e garantir um bom sono – este ponto está localizado na parte inferior do corpo e deve terminar a sessão, de acordo com a ordem recomendada pela MTC. Como muitas vezes acontece, um ponto pode ser suficiente, então comece com o pé esquerdo e, caso precise, faça no outro pé em seguida.

Isto também funciona quando não se está doente, então avise as pessoas que têm insônia.

Resultados

Das cerca de cem pessoas que entraram em contato comigo, recomendei a moxabustão a quase todas elas. Entretanto, devido à falta de moxa disponível durante o período de isolamento, apenas cerca de 40% conseguiram pôr em prática a recomendação. De acordo com seus comentários, os resultados são satisfatórios e não houve recaídas. Também recomendei manter a moxabustão após a cura, a fim de continuar a fortalecer a energia interna e reparar os órgãos afetados pela Covid-19, praticando ela primeiro em Da Zhui e depois em Fei Shu.

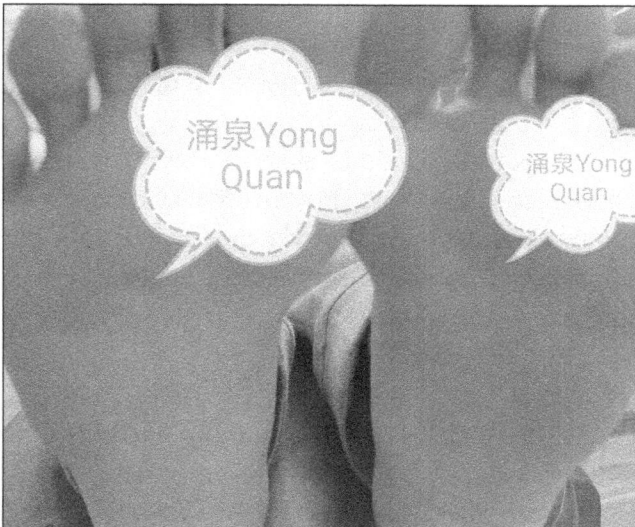

2. As ventosas

Milenares, mas ainda modernas
É uma técnica muito antiga, também conhecida há muito tempo na Europa, pois Hipócrates já a utilizava quatrocentos anos A.C.. Ela se mostra muito eficaz no tratamento de dores musculares, articulares e reumáticas, e diversas doenças pulmonares, incluindo a Covid-19 e as gripes. Aliás, foi o primeiro tratamento que pratiquei ao casal de Wuhan que veio me consultar.

O princípio está na melhora da circulação sanguínea, que tem o efeito de remover os bloqueios, portanto, a alivia e trata.

Se você estiver equipado com um aparelho de ventosa, use-o nos pontos Da Zhui e Fei Shu, exatamente como com a moxabustão. Como esta técnica é projetada para nos "descarregar", a fim de nos ajudar a nos livrar das negatividades do corpo, ela também pode nos enfraquecer. Por isso que a moxabustão é recomendada ao final da sessão, a fim de promover não só a circulação do sangue, mas também a recuperação da energia.

Diferente das outras técnicas apresentadas neste capítulo, é preferível não fazê-la sozinha, pois é difícil colocar as ventosas nas costas enquanto se está deitado de barriga para baixo. Você também pode fazê-la sentado ou deitado de lado. Escolha o que for mais confortável para você.

Qual material?
Existem ventosas feitas de vidro, bambu e plástico. Para uso pessoal, não profissional, a versão plástica é mais adequada, pois aquelas feitas de vidro ou bambu precisam ser aquecidas primeiro, a fim de esvaziar o ar, e um pequeno gesto desajeitado pode causar queimaduras e ferimentos.

As ventosas plásticas com bomba permitem um uso prático e rápido (ver foto). Elas podem ser fixadas ou utilizadas como ferramentas de massagem utilizando um óleo essencial.

Além disso, graças à bomba e à mangueira, este modelo facilita a sua colocação nas costas, ou seja, nos pontos de difícil acesso quando se está sozinho, como o Da Zhui, Fei Shu, Ding Chuan, entre outros, ou seja, nos pontos contra a Covid-19, gripe, resfriados, etc.

Instruções de uso

Coloque a ventosa no ponto desejado, levante o pistão superior do tanque selecionado para garantir a ventilação, depois pressione com a pistola de bombeamento (cerca de dez vezes), até a pele inchar, e deixe por cerca de dez minutos (basta levantar o pistão no final do tratamento). Aqueles que sofrem de bloqueio das vias aéreas descobrirão que a cor da pele nas ventosas muitas vezes fica vermelha, roxa ou preta. Resumindo, quanto mais escura a cor (roxo ou preto), mais grave é a doença.

Estes traços geralmente desaparecem rapidamente, mas pode acontecer de permanecerem por até alguns dias, dependendo da pessoa e de seu estado de circulação de energia.

Às vezes, um vapor de água aparece nas paredes das ventosas, o que significa que há um excesso de umidade no corpo.

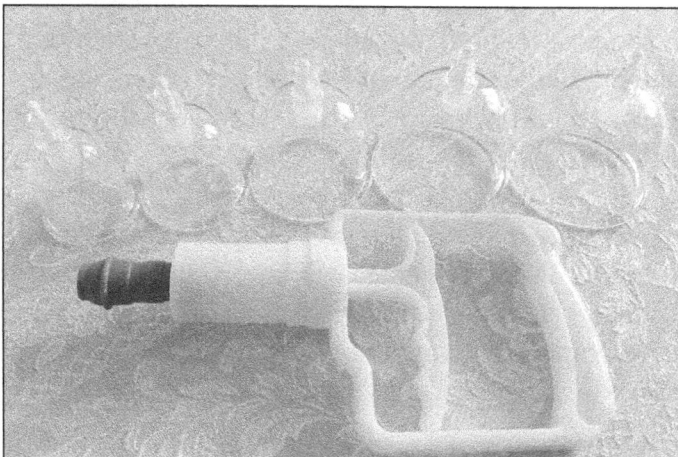

Recomendações

Em situações normais, ou seja, fora de uma epidemia de Covid-19 ou gripe, recomenda-se usar as ventosas de preferência na primavera e verão, e não no outono ou inverno, pois estes são os períodos de armazenamento de energia e as ventosas têm como efeito de descarregá-la.

Do ponto de vista higiênico, é essencial usar suas próprias ventosas, assim como lavá-las bem e desinfetá-las com álcool após cada uso.

Resultados

Especialmente neste período de isolamento, quando as lojas estavam fechadas, poucas das pessoas que me procuraram tinham o equipamento adequado. Portanto, recomendei esta solução apenas algumas vezes. Aqui está o exemplo da Sra. Z., que tem cinquenta e cinco anos de idade. Ela entrou em contato comigo no dia 11 de Abril com os sintomas habituais da Covid-19: tosse com catarro, dificuldade para respirar, insônia, febre, perda de olfato e paladar... Ela segue a prescrição médica há duas semanas, sem nenhuma melhora, o que a preocupa cada vez mais.

Sua língua está branca e grossa, com uma camada amarela. Considerando os outros sintomas, minhas recomendações são semelhantes a vários casos apresentados nas páginas anteriores: a receita de minha avó para diminuir a febre (alho + gengibre + cebolinha), deixar os pés de molho com cerca de dez fatias de gengibre + 50 g de folhas de amoreira para a insônia, infusão matinal e noturna por sete dias de 50 g de Chenpi + 20 g de alcaçuz + Yu Ping Feng San + 50 g de artemísia. E, como ela possui as ventosas, recomendo que aplique-as duas vezes por semana nos agora bem conhecidos pontos Da Zhui, Fei Shu e Ding Chuan, seguidos por uma sessão de moxabustão para completar.

Uma semana depois, ela está respirando normalmente novamente, a tosse quase desapareceu, recuperou o paladar e o olfato. Ela está completamente curada dez dias após minhas recomendações, ou seja, em três sessões de ventosas. É claro que é impossível atribuir este sucesso somente às ventosas, já que ela seguiu todo o tratamento, mas recomendou este método aos seus conhecidos na França e na China. Ela me disse que vários de seus amigos acharam eficaz para acalmar a tosse e retornar à respiração fluida.

Vamos acrescentar dois exemplos para mostrar o uso de ventosas com outros problemas de saúde:

1) Os pais do Sr. L. estão tossindo há um mês, sem solução. Sugiro a ele que utilizem as ventosas, informações que ele passa a seus pais na China. Mais tarde, ele confirma que duas sessões foram suficientes para curá-los.

2) O Sr. Y. mora em Val-de-Marne. Alérgico ao pólen, ele não consegue respirar corretamente. Ele recupera sua respiração após quatro sessões de ventosas, todas as vezes acompanhadas pela moxabustão. Na verdade, como indicado acima, mesmo que a primavera e o verão sejam as estações adequadas para utilizar as ventosas para se livrar de bloqueios, terminar com a moxabustão continua sendo essencial, a fim de elevar nossa energia.

3. As agulhas

Em caso de dor de garganta, tosse, nervosismo... podemos usar um método tradicional chinês, com um alfinete ou uma agulha. Quanto mais cedo for utilizado, mais eficaz é, ou seja, é bom ser usado assim que aparecerem os sintomas.

Comece queimando a ponta da agulha com um isqueiro ou um fósforo para desinfetá-la. É importante esfregar bem a área antes de picá-la para garantir uma melhor liberação do bloqueio. Isto também diminui a sensação da picada.

Em seguida, sangrar levemente o(s) ponto(s) indicado(s) até que a cor do sangue mude de escuro para normal, ou seja, vermelho vivo. Uma dor de garganta significa que parte dos pulmões está inflamada. Automaticamente, a cor do sangue se torna mais escura, especialmente nestes pontos.

Após sangrar, desinfetar a pele com um pouco de álcool e deixar um algodão sobre o local por alguns segundos.

Normalmente, os sintomas desaparecem com uma única sessão. Se isto não for suficiente, espere pelo menos até o dia seguinte para recomeçar.

No caso da Covid-19, dois pontos podem ser particularmente eficazes. Estes são, aliás, os que recomendei às pessoas que entraram em contato comigo.

1) Shào Shāng (少商), LU11
É lógico que tem um impacto sobre as doenças pulmonares, pois é o décimo primeiro ponto no meridiano pulmonar.
Está localizado a 0,1 cun no lado externo de baixo da unha do polegar esquerdo ou direito.
Suas propriedades: acalma a tosse, acaba com as dores de garganta, reduz a febre, é eficaz para casos de resfriado, angina ou pneumonia, também sendo utilizado para distúrbios mentais...

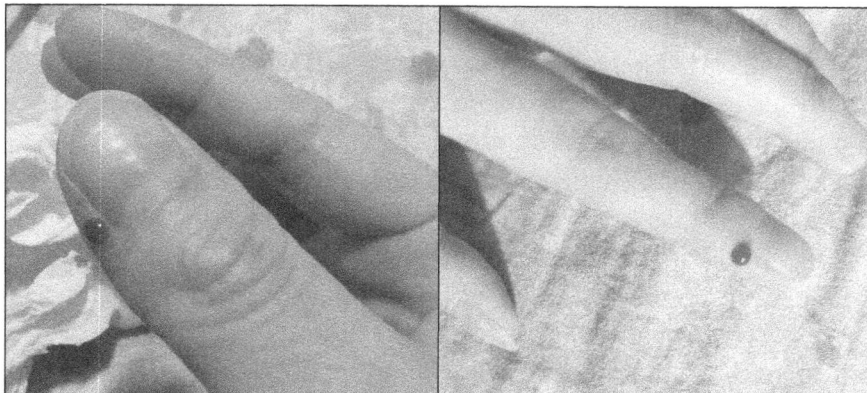

Shào Shāng (少商), LU11   Shāng Yáng (商阳), LI1

2) Shāng Yáng (商阳), LI1

É o primeiro ponto no meridiano do intestino grosso, que é o "parceiro" Yang dos pulmões Yin. Pode parecer estranho ter que agir sobre o meridiano intestinal no caso da Covid-19. Na verdade, a MTC explica que uma das funções dos pulmões é diminuir a energia Qi para que, entre outras coisas, o intestino grosso possa trabalhar corretamente, ou seja, sua mobilidade[17] e digestão estejam em ótimas condições. Se estão bloqueados, o meridiano intestinal não funcionará corretamente, o que causará sintomas como diarreia ou constipação. Por outro lado, se o meridiano intestinal não estiver em seu melhor estado, então o meridiano nos pulmões também não estará, o que levará a dores de garganta, tosse, etc.

Este ponto fica situado 0,1 cun no lado externo de baixo da unha do dedo indicador esquerdo ou direito.

Suas propriedades: acaba com o nervosismo, ajuda a regular a digestão, alivia as dores na garganta ou nos dentes, e também reduz o inchaço no estômago.

---

17. "**Mobilidade** é um termo da biologia que se refere à capacidade de se mover de forma espontânea e ativa ou por reação a estímulos, consumindo energia durante o processo." Fonte: Wikipedia.

Shào Shāng (少商) e Shāng Yáng (商阳) são dois pontos "Jing" (井) ou "bem". Eles são frequentemente utilizados em casos de desmaios e inconsciência, por exemplo, após um AVC. Neste caso, o paciente deve ser tratado o mais rápido possível. Se as agulhas desinfetadas não estiverem disponíveis, pressione com força cada ponto, utilizando as unhas, por pelo menos dois minutos, começando com Shāng Yáng (商阳) e depois Shào Shāng (少商).

Esta é uma técnica que utilizei em muitas ocasiões, inclusive duas vezes enquanto viajava de avião, quando os comissários de bordo solicitaram atendimento médico urgente após uma crise de hipoglicemia de um passageiro, o qual havia perdido a consciência, e em um caso onde uma grave crise de asma estava asfixiando uma jovem mulher.

Resultados

Das cerca de cem pessoas que se consultaram comigo, apenas uma dezena delas optou por este método, de acordo com os comentários que recebi – sem dúvida é preciso coragem para se picar e fazer a sangria, mas às vezes, na vida, os infortúnios vão embora através da dor. Então, para estas dez pessoas, os resultados foram espetaculares, tendo um alívio quase imediato dos sintomas, e no dia seguinte eles haviam desaparecidos.

Aqui estão dois casos:

1) Uma pessoa na Itália, primo de um amigo francês aberto à medicina tradicional chinesa. No final de Março, ela testou positivo, com sintomas bastante graves, como febre de até 38,5°, tosse violenta, perda de apetite, perda do paladar e do olfato, problemas digestivos, diarreia, às vezes dificuldade para respirar.

A cor da sua língua é um branco espesso, que reflete um estado de saúde preocupante – mal consigo entender o que ela está me explicando, pois suas palavras são constantemente cortadas por ataques de tosse. Consequentemente, recomendo que ela use as agulhas imediatamente, a fim de acalmar esta tosse horrível, e depois faça as seguintes receitas:

– receita da minha avó para remover a febre (alho + gengibre + cebolinha);

– uma infusão de absinto chinês (50 g) + Yu Ping Feng San + 50 g de Chenpi + 10 g de alcaçuz, durante uma semana de manhã e à noite;

– moxabustão nos três pontos Da Zhui, Fei Shu e Ding Chuan pelo menos uma vez por dia;

– deixar os pés de molho com o gengibre e as folhas de amoreira.

Sua saúde melhora significativamente no final da primeira semana, e recomendo reforçá-la com Yu Ping Feng San por sete dias, bem como continuar a deixar os pés de molho.

Ela me diz que está completamente curada duas semanas após nosso primeiro contato.

2) Uma família franco-chinesa me pede ajuda no início do isolamento, porque o marido começa a apresentar os sintomas da Covid-19: perda de apetite, dor de garganta, febre de até 38,5°. Eles estão preocupados porque o colega de trabalho com quem ele compartilha o escritório acaba de ser diagnosticado como positivo. A esposa chamou seu médico geral, que lhe aconselharam a ficar em casa e tomar paracetamol. Três dias depois, a situação não melhorou: a febre fica aumentando e diminuindo, e a dor de garganta está mais forte. Cada vez mais preocupados, eles fazem várias pesquisas para encontrar uma solução, e entram em contato comigo através do WeChat.

Para diminuir a febre, aconselho beberem a famosa receita de minha avó. Para a dor de garganta, recomendo a técnica da agulha, para ser praticada uma vez a cada dois dias (não mais de sete vezes em duas semanas), até que a cor do sangue volte a ter um vermelho 100% brilhante logo no início do sangramento.

Esta família se depara com uma situação que já se repetiu várias vezes durante o isolamento, a indisponibilidade das plantas e ingredientes recomendados. Então, peço que façam uma lista do que conseguem obter. Como resultado, acabo recomendando uma infusão de menta e mel para limpar o trato respiratório, e também para que tomem sol por causa da falta de moxabustão, preferencialmente no final da manhã (exceto no verão, quando é melhor se expor mais cedo).

Uma semana depois, a esposa me confirma que a febre desapareceu na primeira picada, que a dor de garganta também desapareceu e que seu marido está começando a recuperar o apetite. Desde então, tudo tem estado bem.

Se você não ficou muito interessado pelas agulhas, existem outras possibilidades, incluindo o Gua Sha.

4. O Gua Sha (刮痧)

"Raspar a doença"

É, sem dúvidas, um dos métodos utilizados pela medicina tradicional chinesa menos (re)conhecidos no Ocidente. No entanto, é um método familiar, eficaz e antigo. Além disso, encerramos este capítulo com uma das técnicas recomendadas como primeiros socorros pela MTC. Na verdade, os medicamentos, incluindo as plantas, têm o risco de apresentar efeitos colaterais. Consequentemente, se tiver escolha, é melhor começar pelo Gua Sha e/ou pelas ventosas.

O significado da expressão original significa "raspar". Este método consiste mais especificamente em uma ferramenta, um pente de madeira ou, na falta deste, a mão imitando a pata de um gato, para raspar ou pentear a pele ou as costas no sentido da energia a fim de "fazer a doença desaparecer". Os efeitos colaterais são relativamente baixos, ou mesmo inexistentes, desde que não se raspe mais do que é necessário. No entanto, como em qualquer técnica da medicina tradicional chinesa, é necessário procurar ou se tratar com profissionais desta área.

O Gua Sha é usado principalmente para regular o Qi, promover a circulação sanguínea, diminuir o excesso de energia Yang nos pulmões, relaxar os músculos, aliviar a dor e desintoxicar o corpo, facilitando a circulação e a drenagem da água. Também é amplamente utilizado no campo da beleza, bem como para o tratamento de certas doenças dolorosas, tais como a osteoartrite, a hérnia de disco, etc.

Também foi constatado que o Gua Sha facilita a reabilitação de pacientes com hemiplegia após um derrame.

E uma das razões pelas quais esta técnica está incluída neste capítulo é que ela pode dar excelentes resultados para resfriados, febre, tosse, dificuldades respiratórias, asma, etc., ou seja, alguns dos sintomas da Covid-19.

"A água interior"

Para nos livrarmos de bloqueios e doenças relacionadas aos pulmões e vias aéreas, procuramos o meridiano dos pulmões à esquerda, onde existe um ponto de acupuntura muito importante chamado Chi Ze (尺泽), que significa "a água interior".

Localização: sentado, com a palma da mão voltada para cima e o cotovelo ligeiramente dobrado, este ponto de acupuntura está situado na superfície cubital da dobra, na parte externa do tendão.

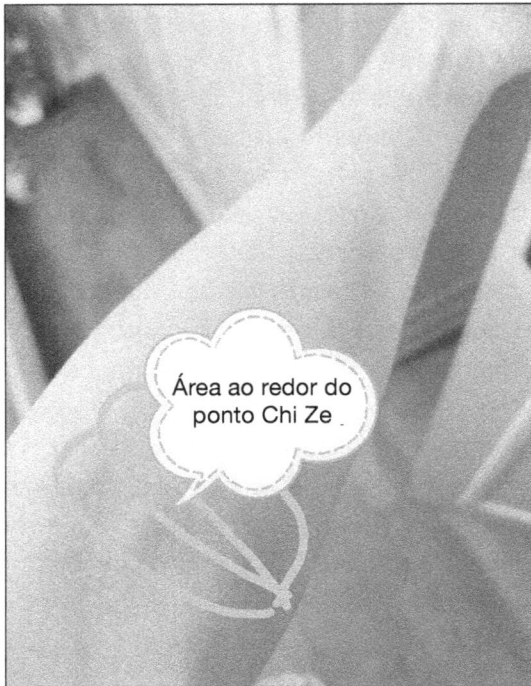

A eficácia do Chi Ze deve-se ao fato de ser o lugar onde o meridiano Qi se acumula e penetra profundamente no corpo. Este ponto é conhecido por fortalecer a energia Qi ao agir sobre a água do corpo.

Portanto, usaremos um pente de madeira, com o lado do cabo, para desintoxicar e remover o catarro. Antes de mais nada, começamos tocando no ponto Chi Ze, sem nos preocuparmos com a precisão, pois toda a área ao seu redor é importante.

Quando ficar ligeiramente vermelho, usamos o pente para raspar de cima para baixo (este é o significado de "limpeza", ou seja, remover, esvaziar, etc.), até que apareçam manchas vermelhas, roxas, às vezes até pretas.

Se você se sentir aliviado, pare, então beba um copo de água morna, a fim de reforçar a evacuação e a desintoxicação. Caso não se sinta aliviado, você pode fazer isto no outro braço, da mesma forma. Na verdade, não é necessário raspar nos dois pontos se o problema for resolvido na primeira tentativa.

Repita uma vez a cada dois dias se o problema se repetir, durante uma semana.

Antes de esfregar, aplique uma fina camada de óleo de coco ou azeite de oliva, que são mais naturais do que os chamados óleos de "massagem", pois suas composições nem sempre são conhecidas, sendo que alguns ingredientes podem causar efeitos colaterais.

Atenção: pessoas que sofrem de problemas sanguíneos, diabetes, etc., não devem praticar o Gua Sha sem antes consultar um médico.

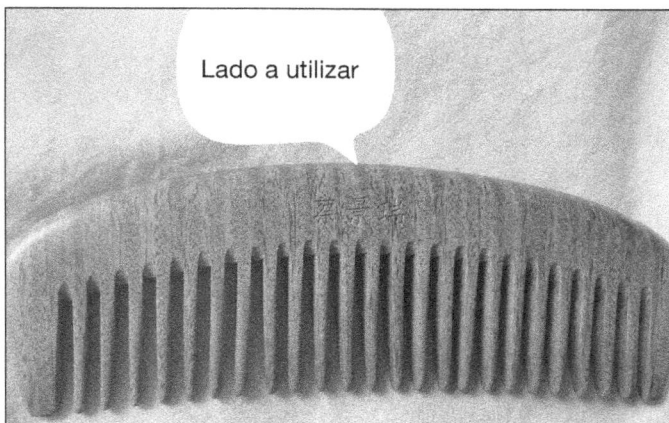

Lado a utilizar

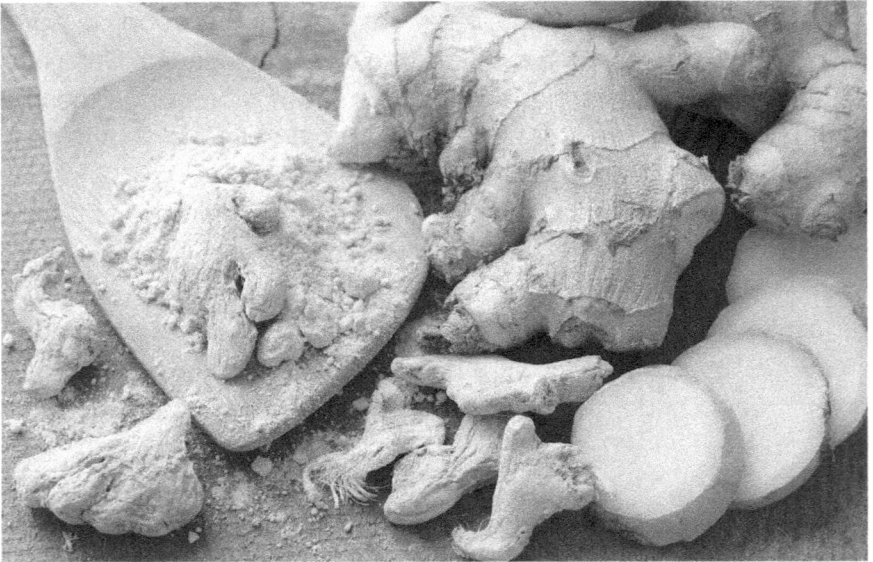

Gengibre

Capítulo V

Nutrição, receitas e técnicas
contra a Covid-19 e outros vírus

A nutrição é um elemento chave da medicina tradicional chinesa, segundo o princípio bem conhecido no Ocidente: "Que seu alimento seja seu remédio."

Todos os produtos listados nas receitas abaixo podem ser adquiridos em supermercados asiáticos e especializados, e cada vez mais em outras lojas.

Algumas destas receitas não têm um efeito direto nos sintomas da Covid-19, mas ajudam a fortalecer o sistema imunológico e, portanto, são indispensáveis para aumentar as defesas naturais e ajudar na prevenção.

1. Uma sopa de minha avó

De acordo com a medicina tradicional chinesa, se a temperatura corporal for inferior a 37°, significa que há uma falta de energia. Entretanto, há alguns anos tem se observado que, devido ao fato do estilo de vida urbano nos afastar da natureza e de sua energia Yang, e devido à falta de exercícios, nem sempre somos capazes de manter o corpo a esta temperatura, o que causa uma falta de energia Yang.

Por outro lado, se a temperatura subir, uma febre é um sinal de que o sistema imunológico está lutando contra os germes. A partir de 39°, ele está muito enfraquecido e então devemos utilizar soluções diferentes das apresentadas neste livro.

Acontece que dos muitos casos (de sintomas) da Covid-19 com os quais me deparei, quase todos apresentavam febre, mas raramente acima de 38° ou mesmo 38,5° no máximo. Este é o limite ao qual esta receita é eficaz.

Aqui está: em uma panela, ferva o equivalente a uma grande taça de água, com três cabeças de alho ralado, cinco fatias de gengibre e três ramos de cebolinha tailandesa picada, separando apenas as partes brancas.

Enquanto não puder tomar a bebida devido a sua alta temperatura, traga-a para perto do rosto para aproveitar o vapor que sai dela, desta forma poderá limpar suas vias respiratórias.

O sabor não é dos melhores, mas você deve beber a taça inteira, quente e sem adicionar outros ingredientes, como açúcar ou até mesmo mel. Normalmente, você deve suar e depois ver a febre desaparecer gradualmente, graças ao suor. Em geral, basta fazer isso uma vez para se livrar da febre. Entretanto, se ela persistir ou voltar, você pode fazer mais três vezes, mas apenas uma vez por dia.

Durante este período da Covid-19, recomendei esta receita a cerca de 40 pessoas com febre, incluindo as mencionadas no início do livro. Na maioria dos casos, a febre passou de uma só vez, no máximo três vezes no caso de uma pessoa com febre persistente com uma temperatura elevada.

2. Duas receitas para deixar os pés de molho

É uma prática pouco conhecida no Ocidente, mas é simples e eficaz, sem perigo nem efeitos colaterais (salvo um excesso de tensão, como já mencionado acima). Aqui estão duas receitas especialmente indicadas nos casos de Covid-19, gripe, resfriados, etc., especialmente devido às suas ações sobre o sono:

A) Como já vimos anteriormente, recomendei repetidas vezes deixar os pés de molho com cerca de 10 fatias de gengibre + 50 g de folhas de amoreira. É preferível fazer esta composição para relaxar antes de ir dormir.

B) Esta receita é utilizada para remover a febre e, ao mesmo tempo, relaxar (um pouco menos do que com a fórmula A): em três litros de água, ferva 100 g de folhas de moxa secas + 100 g de flores cártamo secas. Despeje em um recipiente, adicionando água fria ou morna para baixar a temperatura da água até cerca de 50°. Mergulhe os pés na água até cobrir os tornozelos. Mantenha esta temperatura durante vinte a trinta minutos, adicionando água quente de vez em quando, até começar a suar levemente. Faça isto à noite, antes de dormir.

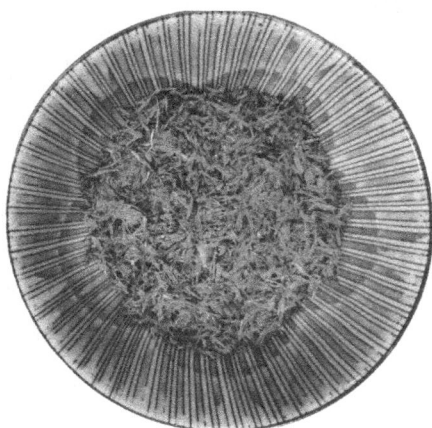

Flores de cártamo secas

Desde que venho recomendando esta composição, centenas de pessoas a adotaram com sucesso, inclusive nos casos de sintomas da Covid-19.

3. A *Houttuynia cordata* (鱼腥草)

Na farmacopeia chinesa, existe uma planta muito eficaz no combate às infecções das vias pulmonares, urinárias e, em geral, todas as infecções relacionadas à umidade. Seu nome latino é *Houttuynia cordata* (鱼腥草).

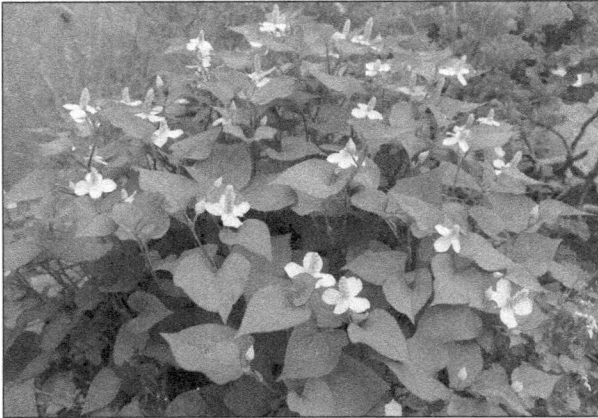

Entre suas muitas propriedades, a mais importante em tempos de Covid-19 e gripe são: melhora as inflamações pulmonares; desbloqueia e purifica o trato respiratório. Por ser uma planta Yin, seu consumo deve ser moderado, caso contrário, causará uma falta de Yang a longo prazo.

Você pode prepará-la como uma salada:

– lavar e cortar 150 g de ramos e folhas, misturar com uma cabeça de alho ralada (de natureza levemente morna), o que permite obter o equilíbrio entre as energias Yin e Yang;

– adicionar uma colher de sopa de óleo de gergelim, uma colher de sopa de molho de soja, um pouco de suco de limão ou molho de pimenta.

Um conselho para os casais: como o sabor é forte, é melhor comer este prato juntos, para que possam sentir o mesmo cheiro de alho!

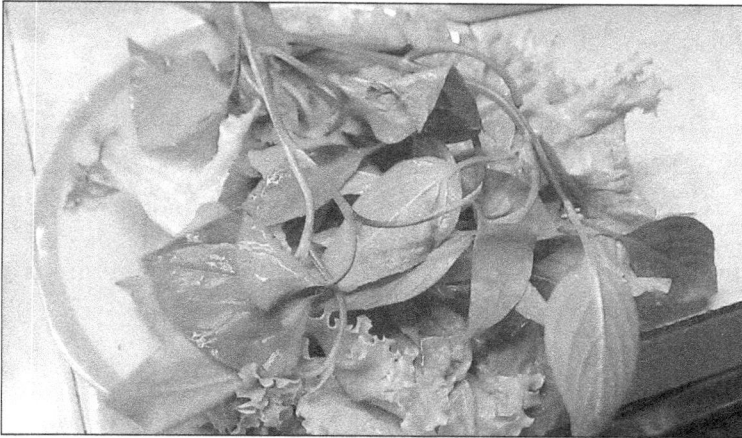

Cerca de vinte pessoas seguiram minhas recomendações e testaram esta salada para suas dores de garganta: na maioria dos casos, só precisaram comê-la no almoço por três dias para obter os resultados desejados. É melhor evitar comê-la à noite, pois sendo de natureza Yin, pode enfraquecer o estômago e gerar refluxo gástrico, o que perturbará o sono.

Também pode ser usada como infusão: 10 a 20 g de folhas secas em um copo são suficientes. É uma infusão que deve ser evitada à noite, antes de ir dormir.

4. A citronela

É uma planta milagrosa, conhecida especialmente na Europa por suas propriedades antimosquitos, sob a forma de vela, incenso ou óleo essencial. Muito presente na cozinha tailandesa, também é uma genuína planta medicinal, para ser usada em decocção e infusão para um uso interno, ou como um óleo essencial para ser aplicado na pele.

Por estar relacionada com os meridianos do pulmão, estômago e bexiga, suas propriedades são diversas: digestivas e calmantes, anti-inflamatórias, antiespasmódicas, antibacterianas, anticeluliticas, entre outros.

Sua utilidade também é reconhecida:

– contra o diabetes, baixando o nível de açúcar no sangue;

– para o tratamento de distúrbios digestivos e intestinais, reduzindo a flatulência e cólicas estomacais (tomando uma taça após as refeições);

– em caso de dores articulares ou musculares, incluindo artrite, reumatismo, entorses, tendinites...

– contra o estresse, ansiedade e em caso de distúrbios do sono, graças à sua ação sedativa sobre o sistema nervoso. Uma taça após as refeições é o suficiente para ter bons sonhos;

– contra febre, resfriados, tosse, estados gripais... e, claro, a Covid-19 (foi, por exemplo, recomendado como uma infusão para a Sra. A.). Três taças do chá diariamente podem, portanto, nos ajudar a superar estes períodos delicados.

A maneira como usamos a citronela depende dos benefícios que estamos procurando, e ela certamente não para de nos surpreender!

Receita à base de citronela

Em caso de resfriados, tosse, dor no peito e abdominal: pegar 15 a 30 g de folhas de citronela, fervê-las com três copos de água, depois reduzir em fogo baixo até obter um único copo. Tomar duas vezes ao dia, de manhã e à noite, após as refeições.

Raramente aconselho o pó da citronela, pois ele perde algumas de suas propriedades. É melhor optar pelas folhas.

Observações

– Para preparar uma infusão, deixe de molho 15 g de folhas de citronela fresca em 1,5 L de água. Como elas têm filamentos que podem causar lesões no trato digestivo, é essencial filtrar as infusões e decocções, caso contrário, serão difíceis de digerir.

– Contraindicação da citronela: não dar a crianças com menos de dez anos de idade, porque muitas vezes elas estão com excesso de energia Yang, e nem para pessoas com falta de energia Yin, porque sua natureza é morna (ou seja, ligeiramente Yang), o que pode reduzir ainda mais sua energia Yin.

Resultados

Como esta infusão é morna, eu a recomendei as pessoas apresentando, principalmente, sintomas de tosse com problemas respiratórios e digestivos, ou seja, cerca de oitenta pessoas, que tiveram resultados positivos.

Além da Sra. A., vamos apresentar três casos interessantes de diversas formas:

Caso 1: uma mulher de sessenta e cinco anos com dores nas articulações cada vez mais insuportáveis, dia e noite, o que a impede de dormir. Ela não conseguiu se recuperar com os tratamentos habituais, e o surto da pandemia acrescentou a ansiedade e o medo a sua situação.

Eu lhe recomendo que faça uma infusão com 500 gramas de folhas de citronela e a despeje em uma banheira para tomar banho. Surpreendentemente, a dor vai embora após dois dias deste "tratamento" e ela "dormiu como um bebê", de acordo com o que me contou. Até notou uma melhora em seu problema de diabetes. Ela acha este resultado tão milagroso que me diz que o aconselharia a todas as pessoas que conhece.

Caso 2: O Sr. Z., cinquenta e um anos de idade, é diagnosticado com Covid-19. Ele deseja ser hospitalizado, mas não é aceito. Como vejo que sua condição está piorando, intervenho pessoalmente com o hospital, que envia uma ambulância urgentemente. Acabei fazendo este tipo de intervenção para pelo menos uma dúzia de pessoas, pois se sentem mais tranquilas em serem atendidas em uma unidade de saúde ou porque o confinamento não me permite intervir directamente junto a elas quando suas condições assim o exigem . De qualquer forma, já disse que a medicina ocidental e a medicina tradicional chinesa são complementares.
Quando ele volta para casa, não consegue mais digerir os alimentos, seu estômago está inchado, perdeu o apetite e ainda está com catarro na garganta. Observo que sua língua ainda está branca e grossa. Portanto, aconselho-o, em primeira lugar, a fazer a infusão de citronela, em uma proporção de cerca de 50 g para 200 ml de água, que deve ser tomada três vezes ao dia após as refeições. Ele me liga três dias depois: sua barriga não está mais inchada, recuperou o apetite e o catarro diminuiu bastante. Para melhorar ainda mais sua condição, recomendo outras receitas deste livro, incluindo a moxabustão.

Caso 3: Em plena pandemia, uma amiga francesa que trabalha como voluntária na fabricação de máscaras de tecido me liga relatando que está com dores nos dedos dos pés e com os pés inchados por causa do excesso de trabalho em sua máquina de costura, o que está impedindo-a de continuar. Recomendo a ela deixar os pés de molho com 200 g de citronela e 100 g de gengibre. Ela me agradece sinceramente depois, após ter estimado uma redução da dor em 70% a partir da primeira vez que deixou os pés de molho. Ela faz isto novamente três vezes ao dia por dois dias, e a dor e o inchaço desaparecem. Posteriormente, ela consegue retomar a fabricação das máscaras. Pode ser que estas máscaras extras, numa época em que não havia o suficiente para todos, tenham salvado pessoas da Covid-19, e portanto, teria a citronela também salvado estas pessoas?

5. O figo

Na MTC, esta deliciosa fruta é considerada como tendo efeitos sobre os meridianos ligados aos pulmões, estômago e intestinos. Aqui estão suas principais propriedades: fortalece a energia pulmonar; regula o Qi; acalma a tosse e reduz a expectoração; elimina o nervosismo; tonifica a energia do baço; suprime as diarreias; ajuda na circulação da energia intestinal; facilita a digestão e a amamentação.

Também foi descoberto que os figos podem reduzir os depósitos de gordura nos vasos sanguíneos, o que pode baixar a pressão arterial e prevenir doenças coronarianas.

Aqui está uma receita para uma sopa ou chá de ervas para distúrbios na garganta (coceira, dor ou inflamação), incluindo tosse, asma, Covid-19, gripe, e também para diarreia: misture 70 g de figos frescos ou secos, dependendo da estação do ano; despeje em uma tigela grande com água e adicione alguns pedaços de açúcar de cana branco (língua amarela, tosse seca) ou mascavo (língua branca ou camada espessa). Ferva esta mistura, depois beba e coma a fruta duas vezes ao dia durante cinco a sete dias, até que os sintomas desapareçam.

Resultados

No momento o figo está fora de época, mas ele pode ser consumido seco. A maioria das pessoas em meus grupos que os experimentaram secos tiveram resultados positivos. Entre eles, oito mulheres e três homens, que conseguiram acabar com suas diarreias após dois dias de consumo da receita acima.

Uma delas também me disse que ficou surpresa ao descobrir que sua pressão arterial havia voltado ao normal após três dias tomando a infusão três vezes ao dia. Da mesma forma, a Sra. Y., de setenta e cinco anos de idade, vinha sofrendo de dor de garganta há vários dias, sem sucesso com os tratamentos habituais. Após três dias tomando a infusão de figos secos, ela estava curada.

6. O dente-de-leão

Você já observou que os gramados são iluminados por centenas de pequenos sóis amarelos? Estes são os dentes-de-leão ou dente-de-leão (蒲公英) em processo de floração! O melhor momento para colhê-los é principalmente entre Abril e Maio, antes da floração e tomando o cuidado para respeitar o meio ambiente e a natureza.

As qualidades medicinais desta planta são conhecidas há muito tempo, e não apenas na Ásia. Aqui estão as principais, classificadas por órgão:

– pulmões: remove a dor de garganta, o nervosismo e compensa a falta de Yin;

– fígado: o purifica e desengordura, elimina bloqueios, cujas consequências são os olhos vermelhos ou inchados e lacrimejando;

– bexiga: efeito diurético, facilita a micção;

– baço: diminui a retenção de água, edemas, etc.;

Em geral: diminui a diabetes, a pressão arterial e o colesterol...

Contra-indicações

O dente-de-leão é uma planta Yin, portanto, seu consumo não é recomendado para pessoas com carência de Yang, ou com baixa energia Yang no baço, ou com excesso de acidez no estômago. Portanto, não coma o dente-de-leão junto com as refeições mais de duas vezes por semana, e use como acompanhamento plantas levemente Yang, como o manjericão, o coentro e a rúcula...

Receitas com dente-de-leão

Na salada

Pode ser preparado com folhas de rúcula (de uma natureza levemente Yang e relacionadas com os pulmões), para pessoas que tendem a estar com baixa energia Yang ou com excesso de energia Yin. Respeite a proporção de uma parte de dente-de-leão para duas partes de rúcula.

Molho para duas pessoas :

– duas colheres de sopa de molho de limão ou suco de limão fresco;

– uma colher e meia de molho de soja;

– duas colheres de óleo de sésamo.

Adicione, se possível, um punhado de gergelim preto e de gergelim branco (doure-os em fogo baixo em uma panela). As muitas propriedades do gergelim são apresentadas no próximo capítulo.

Refogado

Mergulhe os dentes-de-leão em uma panela com água fervendo com uma colher de chá de sal durante apenas um minuto para remover o sabor por vezes amargo, depois escoa e corte-os em pedaços de cerca de 5 centímetros. Aqueça duas colheres de sopa de azeite, depois doure uma cabeça de alho ralado, antes de colocar os dentes-de-leão e fritá-los. Adicione um pouco de sal e o prato está pronto.

Na sopa
No caso da Covid-19, o consumo de dentes-de-leão em sopas não é recomendado para casos com diarreia.

Como ravioli
É uma forma original de prepará-los, que até mesmo as crianças costumam adorar. Aqui está a receita:

Ravioli de dente-de-leão
(receita pessoal testada várias vezes)

Para preparar cerca de 50 raviolis, compre um ou dois pacotes de folhas de gioza, pois elas são prontas para uso (você precisa de uma por ravióli). Aqui estão os ingredientes para o recheio:
   – 1 kg de carne de porco (peito picado);
   – 200 g de couve chinesa Bai Cai branca (o seu sabor doce suaviza o sabor amargo do dente-de-leão);
   – 400 g de folhas de dente-de-leão;
   – 50 g de castanha d'água (马蹄, Mǎtí, uma planta aquática de origem asiática), pelas suas propriedades purificadoras dos pulmões e por suavizar o sabor amargo dos dentes-de-leão, graças ao seu sabor doce;
   – 50 g de cogumelos perfumados desidratados (deixe de molho em água morna por 30 minutos);
   – 10 g de alho.
Pique todos os ingredientes e misture-os bem para fazer o recheio. Adicione uma colher de sopa de sal, duas colheres de sopa de molho de ostras, 1/4 colher de chá de pimenta Szechuan em pó.
Para dar um sabor melhor, adicione duas colheres de sopa de óleo de sésamo.
Coloque o recheio nas folhas de ravioli, depois dobre-as ao meio. Existe um dispositivo chamado "molde de Gioza" para serrilhar a borda, que é muito fácil de usar.

Cozinhar: coloque uma panela para esquentar e adicione duas ou três colheres de sopa de azeite de oliva. Assim que começar a sair uma fumaça branca, doure o ravioli no lado plano e adicione água até a metade da altura do ravioli. Feche com uma tampa até a água estar completamente absorvida, está pronto!

Servir com uma mistura de molho de soja (1/2) e vinagre de arroz (1/2).

Resultados

Recomendei o consumo dos dentes-de-leão às pessoas com sintomas da Covid-19, especialmente naquelas que estavam com a língua amarela e dor de garganta. Cozidos sozinhos ou acompanhados de rúcula ou manjericão, os resultados foram, de modo geral, satisfatórios.

Por exemplo, para os filhos da Sra. L., que estavam tossindo e com a garganta seca, a situação foi resolvida em um dia, depois de duas saladas de dentes-de-leão.

O resultado foi o mesmo para os filhos da Sra. U., que tinham sintomas semelhantes, mas a escolha da família foi a sopa, três vezes ao dia durante cinco ou seis dias, dependendo do estado de suas línguas.

Uma mãe francesa, que tem uma criança de dez anos de idade, preparava regularmente raviolis de dente-de-leão para a criança, que prefere comer assim do que se tivessem sido cozidos em uma salada ou sopa, a fim de purificar seu fígado e acalmar seu nervosismo. Ela me confirmou que apenas uma refeição já havia mudado a atmosfera da casa, até o pai havia se tornado mais doce... Isto é ótimo, não é?

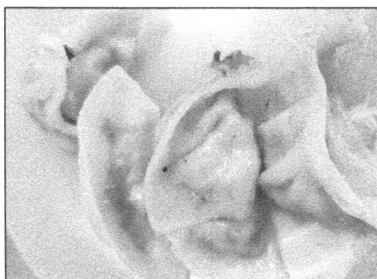

7. *Artemisia annua* (artemísia ou absinto chinês – 青蒿) e *Artemisia argyi* (artemísia chinesa – 艾草)

Meus avós já utilizavam estas duas plantas, juntas ou separadas, principalmente em casos de infecção pulmonar. Aproveitando a experiência deles, adquiri o hábito de também relacioná-las em minhas recomendações. Quando o coronavírus chegou, era, portanto, bastante natural que eu achasse que elas poderiam ser uma resposta adequada, especialmente porque agem profundamente no corpo. Então, reestudei suas propriedades, entre outras coisas, de acordo com as análises do livro *Ben Cao Gan Mu* (本草纲目), e as comparei com várias plantas com propriedades similares. A partir de vários testes, constatei que os resultados utilizando elas foram muito mais rápidos e eficazes, sendo especialmente adaptados aos sintomas da Covid-19, tais como tosse, febre, diarreia, coriza, dificuldades respiratórias, etc..

Ao final, recomendei esta combinação a mais de 90% das pessoas que buscaram minha ajuda, especialmente em casos críticos, alternando a infusão de uma e da outra planta, às vezes juntando-as, dependendo do estado de saúde e dos sintomas.

Além disso, o absinto chinês (*Artemisia annua*) é Yin, enquanto a artemísia chinesa (*Artemisia argyi*) é Yang, de modo que o união das duas pode neutralizar os efeitos colaterais provenientes de uma ou de outra das energias.

Além disso, tenho aconselhado, na maioria das vezes, a deixar os pés de molho todas as noites com as receitas A) e B) apresentadas no segundo caso deste capítulo, para produzir os seguintes efeitos: baixar a febre, facilitar a circulação da energia Yang nos pulmões, remover o nervosismo e ajudar a dormir bem, pois muitas pessoas não conseguem mais dormir por causa da ansiedade e do estresse, isto é, estão sob a influência de 恐 (Kŏng), "o medo" na medicina chinesa.

Analisando retrospectivamente, a combinação destas duas plantas me parece milagrosa, e continuarei as pesquisas, porque os benefícios da *Artemisia annua* (青蒿) e da *Artemisia argyi* (艾草) estão longe de terem sido totalmente descobertos – provavelmente elas nos permitirão tratar outros problemas de saúde.

Um exemplo de protocolo

O Sr. E. trabalha em uma tabacaria, onde ele encontra muitas pessoas todos os dias. Cinco de seus clientes testaram positivo para a Covid-19. Em pouco tempo, também começou a manifestar os sintomas: língua branca grossa, tosse, febre leve, diarreia, perda de apetite, do olfato e do sono.

No início, sugiro que ele beba todos os dias, durante uma semana, uma infusão de absinto chinês (50 g) + casca de clementina seca (50 g) + composição Yu Ping Feng San; faça a moxabustão nos pontos Da Zhui, Fei Shu e Ding Chuan; e coloque os pés de molho com folhas de moxa e gengibre todas as noites .

No final deste programa, a febre desapareceu, o olfato voltou, a tosse diminuiu, assim como a dor de garganta, e o sono foi aliviado. Sua condição está muito melhor, mas ele ainda não está definitivamente curado.

Como a espessura da sua língua diminuiu e a cor mudou, com uma camada amarelo claro cobrindo a camada branca, isto me leva a mudar a receita na segunda semana: absinto chinês (50 g) + artemísia chinesa (50 g) + Yu Ping Feng San, por cinco dias, com o mesmo conselho da moxabustão e deixar os pés de molho.

Ele então me confirma que está curado. No entanto, ainda noto uma pequena camada amarela em sua língua, por isso o aconselho a beber a infusão de absinto chinês (50 g) por mais cinco dias, mantendo a mesma receita para os pés de molho.

Posteriormente, me liga novamente para dizer que não só está curado, mas que nunca se sentiu melhor, tão disposto, com um sono perfeito. Ele até me diz que perdeu um pouco de barriga, que se sente jovem e que a vida é bela! Está tão feliz que ainda sou capaz de sentir esta emoção enquanto escrevendo estas linhas.

8. Outros conselhos para os tipos de resfriados, gripes e Covid-19

Em caso de emergência, é necessário primeiro tratar os sintomas e determinar através de várias ferramentas (língua, pulso, etc.) se é uma resfriado, ou uma gripe fria ou quente, a fim de preparar melhor os diferentes tratamentos (o mesmo vale para a Covid-19).

– Se a origem for fria: os sintomas estão no lado Yin, ou seja, palato branco, quadro gripal com sensibilidade ao vento e ao frio, ausência de transpiração, secreção nasal clara, tosse com catarro de cor branca.
Recomendações:
a) Sopa de gengibre ralada (duas colheres de sopa) + uma a duas colheres de sopa de açúcar mascavo. Tomar todas as manhãs em jejum até o desaparecimento total dos sintomas (assim como na próxima infusão, não tomar após estar curado, a menos que recomendado por um médico).
b) Casca de clementina seca (50 g) + raiz de alcaçuz seco (10 g). Esta é uma infusão, portanto, também pode ser tomada três vezes ao dia, até que os sintomas desapareçam por completo.

– Se a categoria da doença for quente: os sintomas estão no lado Yang, ou seja, palato amarelo e/ou vermelho, quadro gripal com hipertermia, sudorese, nariz seco ou com secreção amarela espessa, camada amarela ou seca sobre a língua.

Recomendações :

a) Sopa de nabo chinesa (Bai Luo Bo) + mel (a ser dosado de acordo com suas preferências) ;

b) Sopa de maçã + pera (pera chinesa ou japonesa) + banana.

Corte-as em cubos e depois ferva-as com açúcar branco de cana (ou cristal), pois possui energia Yin.

Sempre corte em cubos para facilitar o cozimento e para se beneficiar ao máximo das propriedades.

Não damos nenhuma proporção ou quantidade, pois cabe a cada pessoa escolher de acordo com seus gostos. Pode ser uma sobremesa ou mesmo uma refeição completa, não há nenhuma regra estrita. Na verdade, para estas últimas receitas, não estamos mais nos tratamentos recomendados pela medicina tradicional chinesa, mas sim nos conselhos nutricionais, que é, no entanto, um fator crucial no processo de cura. Este é o tema do próximo capítulo.

Raízes de alcaçuz secas e infusão

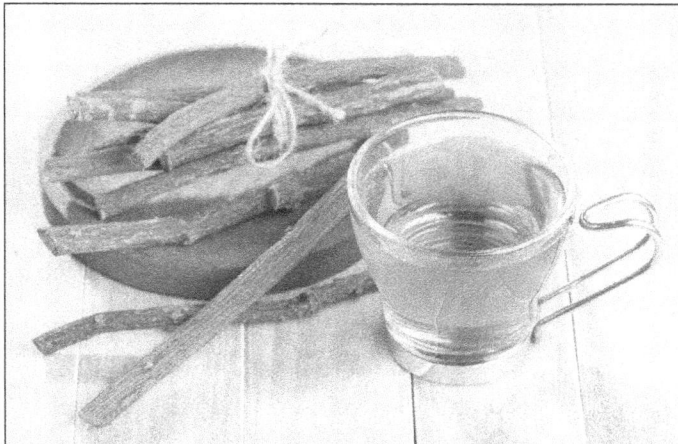

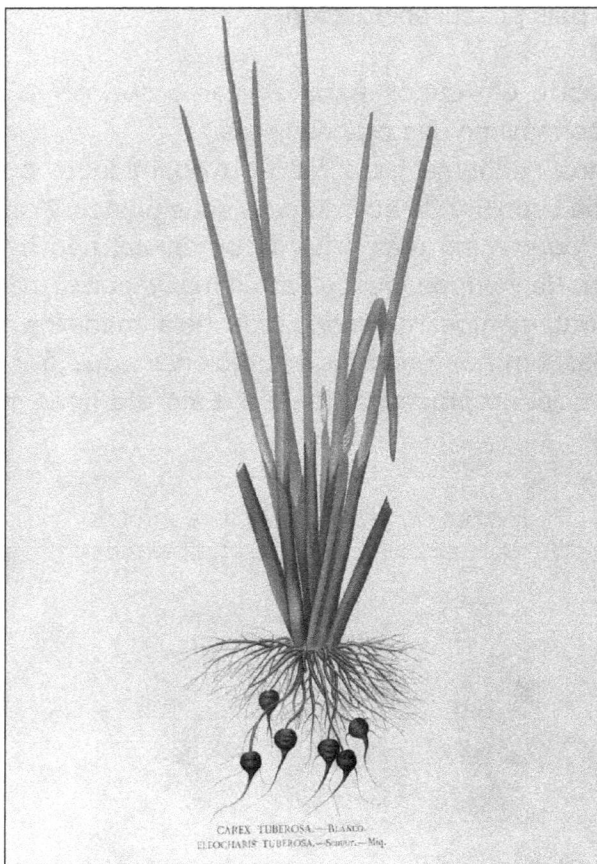

A castanha de água
(fonte: Wikimedia Commons)

Capítulo VI

Acompanhamentos sugeridos

Durante este período, frequentemente me perguntaram se, além de receitas específicas para tratar os sintomas, existem alimentos que devem ser consumidos prioritariamente para nossa saúde. Sim, eles existem, assim como meus pacientes de rotina e estudantes sabem.

Como se trata da "alimentação recomendada" e não do "tratamento", não há, na maioria dos casos apresentados neste capítulo, nenhuma indicação de proporções ou quantidades: cabe a cada pessoa escolher de acordo com o que ela gosta. Esta noção também é importante em nossa prática, pois se o corpo gosta, gera energia positiva, o que aumenta a eficácia do tratamento.

Consequentemente, apresentei listas de produtos, onde cada pessoa pode escolher de acordo com seus gostos, tradição culinária, sazonalidade e disponibilidade de ingredientes.

Aqui estão alguns exemplos que são bons conhecer para casos de vírus, bem como para o dia a dia, especialmente para fortalecer nosso sistema imunológico.

1. Nutrição e culinária

Os seguintes pratos e alimentos são recomendados nos casos de Covid-19, tosse, resfriado, gripe, febre:

– sopa de cogumelos pretos: a cor preta corresponde aos rins e limpa as vias pulmonares;

– caldo de milhete: aumenta a energia do corpo e estimula o sistema imunológico;

– o ginkgo: eficaz devido às suas propriedades antibacterianas, limpa as vias pulmonares, acalma a tosse e reduz o catarro (é mais prático consumi-lo em cápsulas, na base de sete por dia);

– o rabanete branco: purifica os pulmões, alivia a tosse, reduz a dor de garganta, desincha o estômago, reduz o catarro;

– flores de lírio secas: podem ser comidas com legumes ou cogumelos secos, refogadas, em sopas, caldos, etc.. Elas fornecem energia Yin, estimulam a circulação sanguínea, relaxam e evitam o nervosismo;

– o filé mignon suíno: esta parte fica ao lado dos rins dos suínos e ajuda a reforça a energia dos nossos rins. Além disso, ao contrário de outras carnes, a carne de porco é de energia neutra, ou seja, equilibrada em Yin e Yang, por isso é preferível em caso de doenças, após o parto ou uma cirurgia, e em caso de queda de vigor, em geral.

2. Mais infusões

Já apresentamos várias receitas, mas aqui estão algumas outras para variar os sabores de acordo com a disponibilidade dos ingredientes. Sendo as possibilidades de infusão quase infinitas, nós as escolhemos em função dos sintomas da Covid-19 e de outras infecções pulmonares:

– Chenpi 50 g + alcaçuz 20 g + fibra de clementina 10 g: acalma a tosse, remove o catarro, melhora a bronquite e a asma;

– folhas de amoreira (de preferência de outono, pois esta é a estação correspondente aos pulmões) + amêndoas de damasco: úteis para a limpeza pulmonar; a amêndoa é mais eficaz, mas deve ser fervida primeiro, pois é difícil de digerir;

– flores de crisântemos amarelos secos + alcaçuz seco: acalma a tosse Yang e relaxa;

– flores de hibisco branco seco + folhas de hortelã (frescas ou secas) + flores de Osmanthus secas + flores de jasmim secas: acalma a tosse, elimina o catarro e aumenta a energia pulmonar.

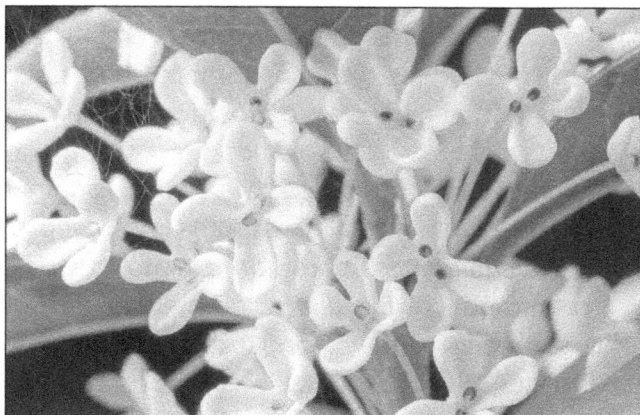

Flores de Osmanthus

Para banir!

Alimentos desaconselhados durante os tratamentos da Covid-19, gripe, resfriados, etc.:

– mariscos e frutos do mar, bebidas frias, porque impedem a eliminação do catarro e o engrossam, sendo em sua maioria de energia Yin.

– gorduras perturbam a diminuição da temperatura, tornando a digestão mais difícil.

– alimentos picantes, leite, chá, café, tabaco, álcool (lista não exaustiva), pois podem alterar a eficácia dos tratamentos e agravar os sintomas.

A princípio, se estiver em tratamento, é melhor consumir alimentos leves e, em todo caso, seguir as recomendações do seu médico.

3. A fibra de clementina ou de laranja

Ela é muito eficaz na purificação de bloqueios da circulação nas vias respiratórias e pulmonares.

Quando você for comer uma laranja ou uma clementina, adquira o hábito de consumir a fibra, não apenas tomar o suco, pois ela ajuda a combater os sintomas da gripe e outras doenças virais. Também são recomendadas contra o tabagismo, que causa uma carência de Yin nos pulmões e faz com que o catarro fique acumulado.

Aqui está um caso recente: o Sr. T. fuma um maço de cigarro por dia e tosse diariamente, sobretudo à noite, o que o impede de dormir e o enfraquece. Ele estava com suspeita de Covid-19 quando veio me procurar. Meu diagnóstico me permite tranquilizá-lo. Recomendo que ele beba duas vezes ao dia, durante cinco dias, a composição de galho ou raiz de amoreira + caroço de damasco + ginseng + folhas de nêsperas + *Ophiopogon japonicus* + Fritillaria, com as proporções de vinte gramas para cada planta, e, se possível, parar de fumar.

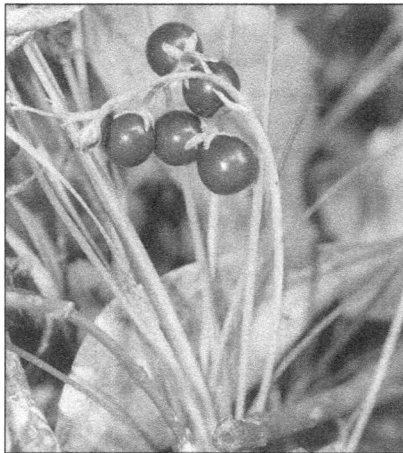

Ophiopogon japonicus

Como ele me diz ter encontrado um saco de fibras secas de clementina em uma gaveta, dado por sua mãe em sua última viagem à China, precisamente para melhorar seus problemas pulmonares ligados ao seu vício, aconselho-o a acrescentar quinze gramas à receita.

Cinco dias depois, ele me confirma que a tosse praticamente desapareceu.

Em seguida, sugiro que adote bons hábitos alimentares, especialmente comendo frutas, como as maçãs. Quanto a parar de fumar, a decisão é dele. A medicina tradicional chinesa oferece soluções para ajudá-lo após a decisão.

4. A maçã

Consumi-la regularmente melhora o funcionamento cardíaco e pulmonar, o que reduz o risco de asma e pneumonia, promove a desintoxicação do corpo, especialmente dos pulmões, e reduz a ocorrência de tosse e expectoração, pois contêm pectina e antioxidantes.

O consumo de maçãs é, portanto, especialmente recomendado em casos de sintomas de Covid-19 e outros vírus.

Em sua maioria, as diferentes variedades são de natureza neutra, exceto as maçãs verdes, que são ligeiramente Yin. No caso da Covid-19, a gripe, etc., escolha preferencialmente maçãs vermelhas e/ou amarelas: vermelhas, são destinadas ao coração e ao fígado; amarelas, para o baço; quanto ao branco no interior, é destinado aos pulmões. Uma maçã após cada refeição é excelente caso tenha sintomas.

Também recomendo consumir uma maçã após comer batatas fritas, donuts, chips, rolinhos primavera, nuggets, etc., o que eu mesmo já faço ou falo para meus filhos fazerem, a fim de eliminar o nervosismo gerado por esses alimentos e da sensação de garganta seca, enquanto produz um efeito "desengordurante".

Nos grupos onde compartilhei esta sugestão, especialmente às mães que não conseguem impedir seus filhos de comerem donuts e nuggets, me disseram que agora aceitam que comam isso, mas com a condição de que comam uma maçã após a refeição, o que a família aceita. Mais de uma dúzia delas me agradeceram por este truque simples e fácil de adotar, pois acham que seus filhos estão menos nervosos. Para quatro deles com lábios vermelhos brilhantes (um sinal de nervosismo na MTC), que estavam começando a tossir, foram necessárias apenas três maçãs por dia para resolver o problema. Eu até mesmo recomendei para a terceira maçã, a que era para ser comida após o jantar, que fosse cortada em fatias e polvilhada levemente com alcaçuz em pó para eliminar a tosse. Das quatro crianças, a tosse e a sensação de nervosismo desapareceram logo no dia seguinte para um caso, após dois jantares para duas delas, e em três noites para a quarta. Claro, havia uma condição: não consumir donuts durante este período.

5. Gergelim preto e gergelim branco

Como apresentado no Capítulo II, a medicina tradicional chinesa combina cada órgão com uma cor específica: preto para os rins e branco para os pulmões. Portanto, o gergelim é recomendado em casos de infecção pulmonar e/ou problemas renais.

Ambas as sementes de gergelim são igualmente valiosas porque, entre outros benefícios, são ricas em cálcio: um grão é equivalente a um copo de leite. Isto é ainda mais importante na China, onde grande parte da população é intolerante ao leite de vaca. Entretanto, é importante mastigar bem os grãos, caso contrário, o corpo não pode absorver todas as suas propriedades.

O gergelim (branco ou preto) favorece a digestão e também ajuda a combater a constipação.

Por fim, favorece a beleza, pois vai para os pulmões e rins, que administram a pele, as unhas e o cabelo.

6. Outros benefícios

– Tanto nos grupos online como com meus pacientes, recomendo consumirem, ao menos uma vez na semana, sementes de trigo sarraceno, podendo ser na forma de massas, para ajudar na digestão e facilitar a eliminação do que é prejudicial. A maioria deles seguiu este conselho, que está se tornando um hábito, mesmo que não seja um alimento tradicional na China. No entanto, o trigo sarraceno está presente nos tratados da medicina tradicional chinesa;

– suco de toranja ou youzu + mel = limpeza do trato respiratório;

– infusão de menta + mel = limpeza do trato respiratório.

Especialmente na primavera, com sintomas como alergia ao pólen, tosse, coceira ou garganta seca, etc., essas infusões são geralmente eficazes, como mostram as trocas de experiências nos grupos onde as recomendei.

Escolha um mel de qualidade, que realmente venha de colmeias.

7. A canela

Este tempero é ideal para as doenças do inverno: resfriados, tosse, gripe e outros vírus, incluindo a Covid-19. Na verdade, devido às suas propriedades antioxidantes, seu alto conteúdo de minerais e vitaminas, fortalece e estimula o sistema imunológico, tem propriedades antivirais e antimicrobianas, alivia problemas de digestão e intervém de forma natural na diabetes tipo 2.

Tive dois comentários positivos de pessoas que a usaram para a azia, mas nenhum exemplo de seus efeitos contra a Covid-19, pois foi misturada com outros ingredientes e receitas.

8. Alho + cebolinha tailandesa

Esta sopa é muito útil para aliviar a febre e desintoxicar os órgãos. É uma receita tradicional da medicina chinesa, encontrada em muitos tratados médicos antigos, mas não recebi comentários sobre sua eficácia, pois recomendei a receita de minha avó, que acrescenta gengibre (visto no *Capítulo V*).

9. O coentro

É uma planta levemente morna (Yang).

Propriedades: purifica as vias pulmonares e respiratórias, através da transpiração facilita a eliminação de bloqueios e do que for negativo no corpo, diminui a febre, diminui a dor de garganta, ajuda na digestão, reduz o inchaço do estômago, para a diarreia, tem propriedades antibacterianas, diminui o cansaço, entre outras.

Às vezes o coentro é consumido para combater a ansiedade e melhorar o sono.

Portanto, é recomendado em casos de sintomas relacionados a Covid-19, gripe, resfriados, reumatismo, etc..

10. Os pontos Pi Shu (baço) e Shen Shu (rins)

Após a recuperação da Covid-19, gripe, resfriados, etc., é essencial fortalecer o sistema imunológico a fim de recuperar a energia de antes o mais rápido possível. De acordo com a medicina tradicional chinesa, os rins representam a energia antes do nascimento e o baço representa a energia após o nascimento, portanto, se estes dois órgãos são estimulados, toda a energia do corpo é estimulada. Consequentemente, a moxabustão é indicada, especialmente, nos seguintes dois pontos:

– Pi Shu (脾俞), referência internacional BL20
Ele está localizado na parte das costas, a 1,5 cun de distância à esquerda e à direita, na parte inferior da décima primeira vértebra.

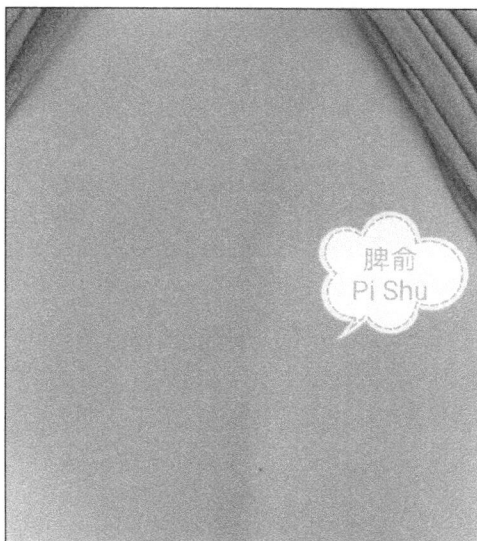

– Shen Shu (肾俞), referência internacional BL23
Ele está localizado na parte das costas, a 1,5 cun de distância à esquerda e à direita, abaixo da segunda vértebra da coluna lombar.

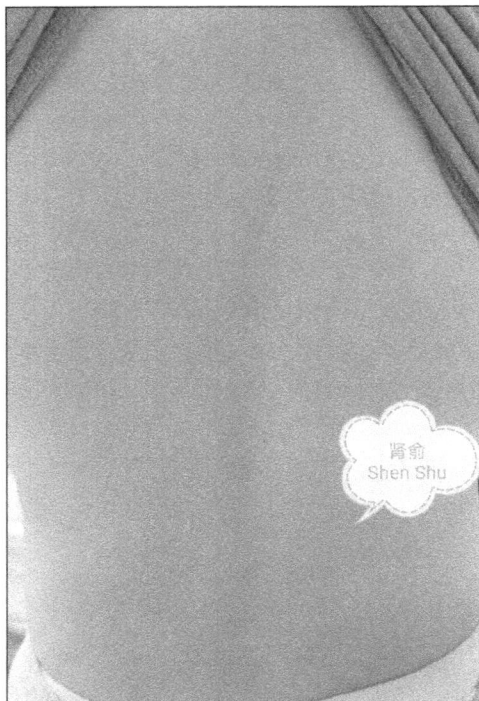

Um pouco de exercício para terminar!
Os oito brocados ou Ba Duan Jin (八段锦)

O Ba Duan Jin figura nos programas das universidades de medicina e tem sido promovido nacionalmente desde 2003 pela Administração Geral de Esportes do Estado como um "Qigong da Saúde".

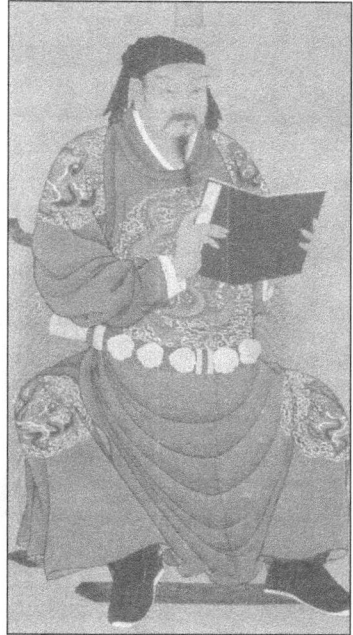

É um método de "aptidão física" inventado na China antiga pelo General Yue Fei (1103-1142) para melhorar a saúde e a condição física dos seus soldados. Originalmente, consistia em doze movimentos corporais, incluindo uma técnica de respiração, que mais tarde foram reduzidos para oito. O significado do nome é incerto, mas evoca os exuberantes tecidos usados pelos dignitários, o que significava que durante a prática, os movimentos tinham que ser contínuos e flexíveis, como a seda. Antes de executá-los, é aconselhável praticar alguns exercícios de aquecimento e alongamento muscular.

As oito posturas são praticadas em sequência, seja sentado ou em pé. Nos desenhos da versão original do General Yue Fei, cada um deles tem um nome evocativo que pode ser traduzido da seguinte forma:

1. *Liang shou tuo tian li san jiao* (两手托天理三焦), "sustentar o céu com as mãos cuidando do triplo aquecedor".
Este movimento diz respeito a três importantes regiões do corpo, ou seja, acima do diafragma, entre o diafragma e o umbigo, e entre o umbigo e o púbis. Este exercício regula o Qi e promove a respiração, a digestão e a eliminação.

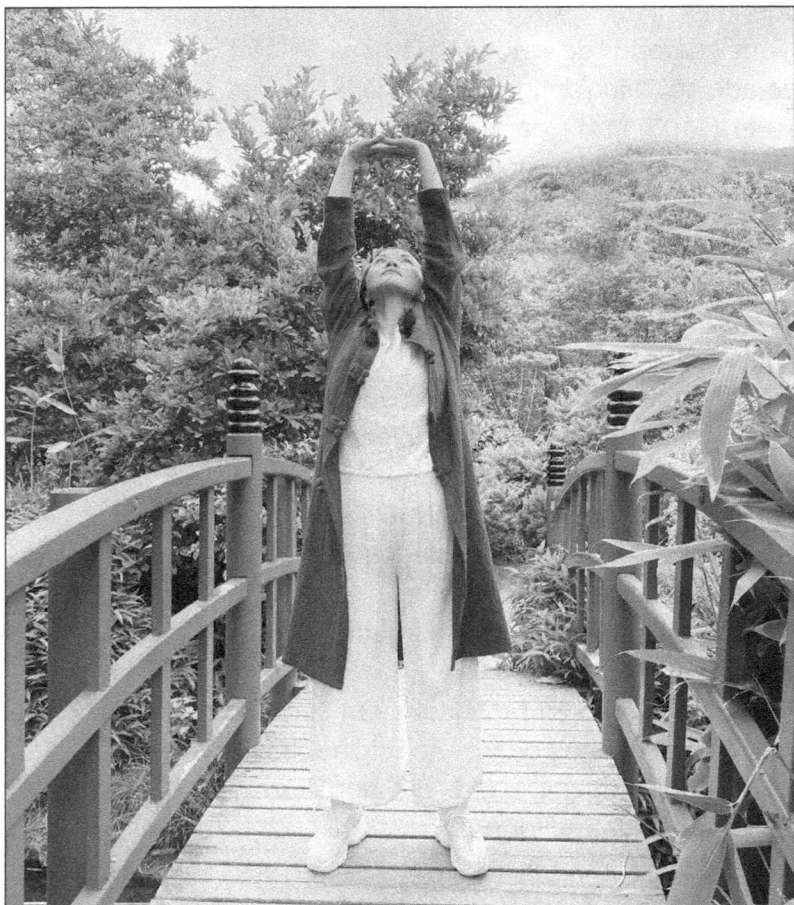

2. *Zuo you kai gong si she diao* (左右开弓似射雕), "estirar o arco à direita e à esquerda e apontar para a águia" (a ser feito de cada lado).
Facilita a circulação no corpo e fortalece o Qi do coração e dos pulmões.

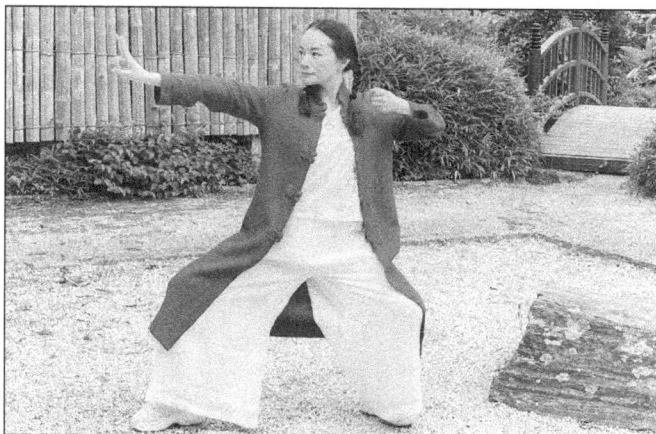

3. *Tiao li pi wei xu dan ju* (调理脾胃须单举), "estimular o baço e o estômago com um único gesto".
Este movimento estimula a circulação da energia no baço, estômago e fígado.

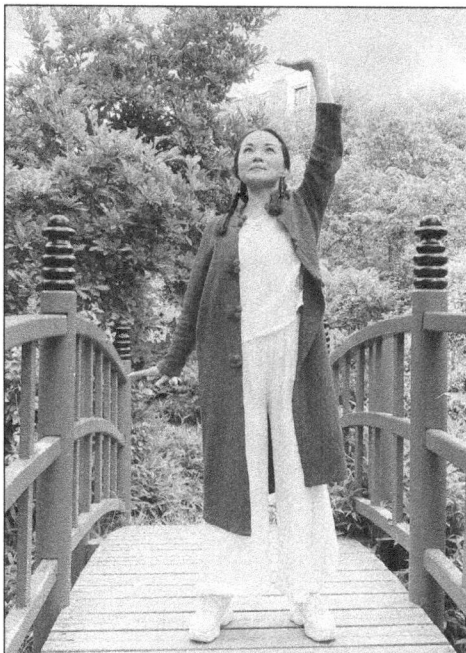

4. *Wu lao qi shang xiang hou qiao* (五劳七伤向后瞧), "olhar para trás para prevenir as cinco doenças e as sete feridas".

As cinco doenças dizem respeito aos cinco órgãos: coração, pulmões, fígado, rins e baço, enquanto "as sete feridas" representam as sete emoções, que devemos aprender a controlar: raiva, alegria, tristeza, medo, preocupação, obsessão. Caso contrário, seus excessos ou inibições serão fontes de doenças, afetando os órgãos.

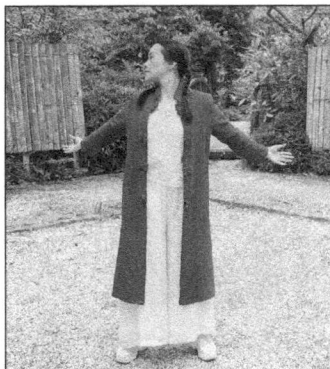

5. *Yao tou bai wei qu xinhuo* (摇头摆尾去心火), "balançar a cabeça e o cóccix para acalmar o fogo do coração".

Este movimento estimula os pulmões e reduz o "fogo" do coração se ele estiver em excesso.

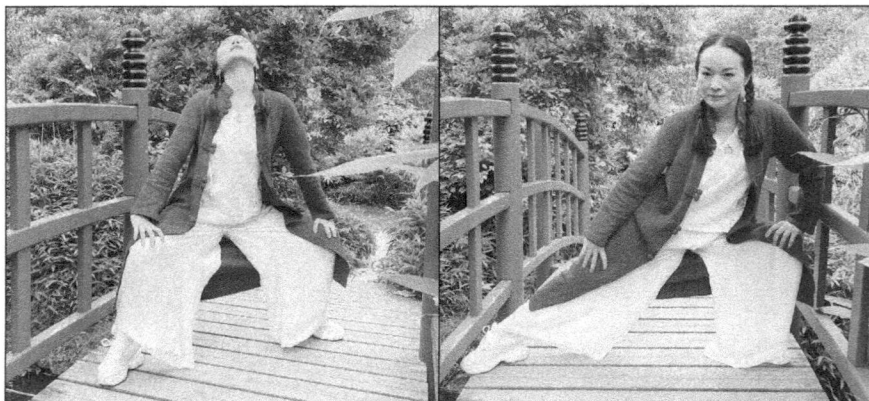

6. *Liang shou pan zu gu shen yao* (两手攀足固肾腰), "segurar os dedos dos pés para fortalecer os rins".
Movimento para tonificar os rins, como o nome indica.

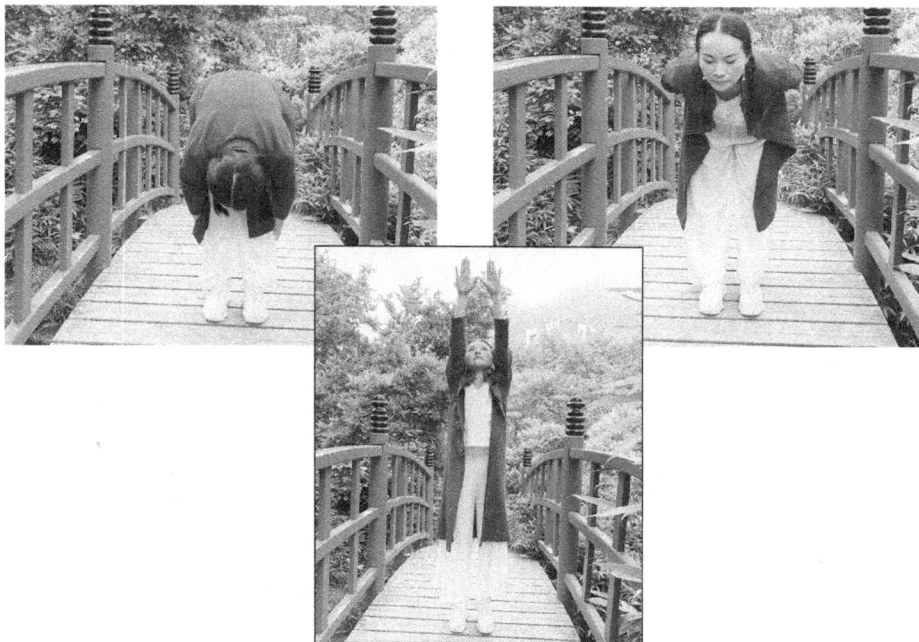

7. *Cuan quan numu zeng qili* (攒拳怒目增气力), "fechar os punhos com olhos de fogo para aumentar a força física".
Exercício que coordena a concentração, a força e a respiração vital. Estimula a energia do fígado e remove seus bloqueios, incluindo estresse, nervosismo e ansiedade, que danificam este órgão.

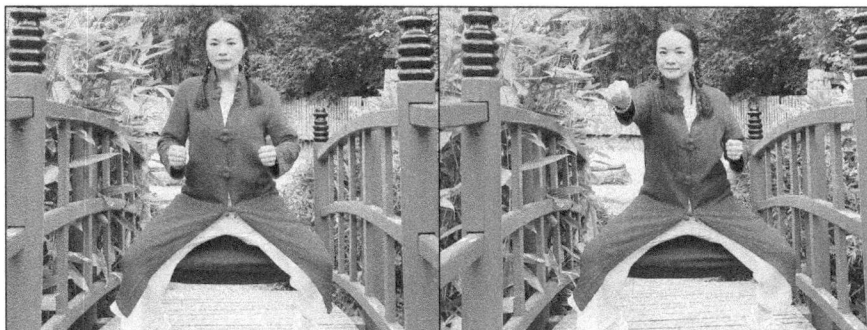

8. *Bei hou qi dian bai bing xiao* (背后七颠百病消), "levantar delicadamente e soltar sete vezes os calcanhares para tratar a doença".

Este movimento ativa os meridianos dos pés, realinha as vértebras lombares e promove a circulação do Qi em todos os órgãos a partir dos rins. É importante terminar com este exercício, pois ele serve como um fechamento para recuperar toda a energia em serenidade. Acompanhe-o com um gesto de agradecimento.

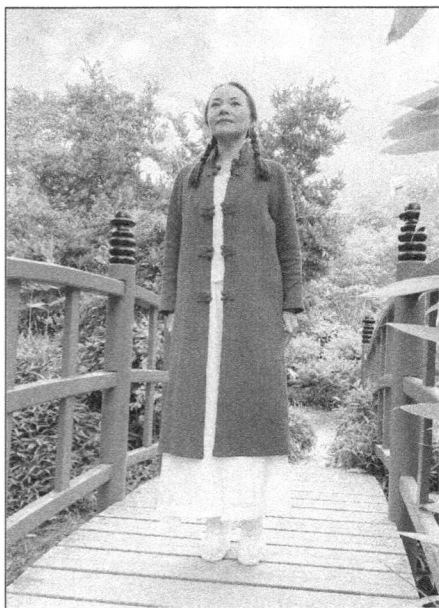

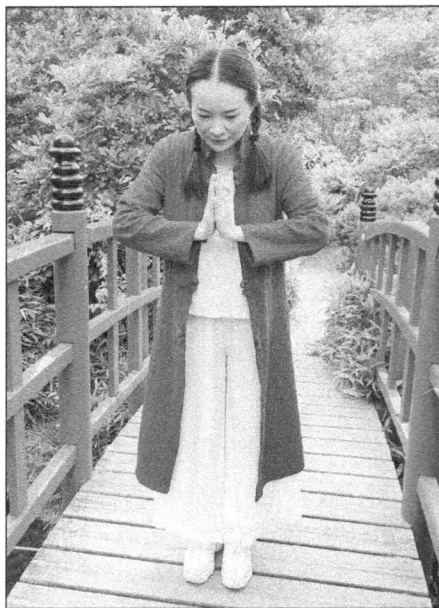

Ba Duan Jin é uma prática suave e leve que ajuda a estimular e conservar a energia no corpo, para nos ajudar a (re)encontrar o equilíbrio Yin e Yang, não apenas em tempos de confinamento, mas também durante todo o resto do ano.

Conclusão

A medicina tradicional chinesa e suas diferentes técnicas demonstraram que a Covid-19 e os outros vírus não são imbatíveis, pelo contrário: nós vivenciamos isso juntos durante este difícil período, na França, na Itália, na China, etc..

Outras epidemias ocorrerão, nem que seja apenas de uma gripe sazonal, ou até mesmo da Covid-19 novamente. Para melhor resistir a elas, não devemos apenas esperá-las, mas estimular a prevenção, adotando progressivamente os preceitos e hábitos recomendados pela MTC, sem nos forçarmos, simplesmente aproveitando seus benefícios, através do conhecimento dos alimentos, ouvindo o próprio corpo, sabendo como se comunicar com ele, através de um método suave, que pode se tornar uma prática quotidiana e embelezar nossa vida.

Portanto, fortaleça seu sistema imunológico,

Libere sua energia,

E fique bem!

Anexo 1

O diagnóstico da língua

Nas páginas anteriores, constatamos sua importância, particularmente na fase de isolamento e cuidados à distância. Na verdade, na medicina chinesa, esta ferramenta é crucial para detectar problemas de saúde em um paciente. Há dois tipos de diagnóstico: a aparência e a camada superficial.

1) Aparência da língua :
– cor: rosa, pálida, vermelha, vermelha escura ou carmesim, vermelha arroxeada;
– forma: empastada, fina, rachada, com marcas de dentes, com cerdas;
– condição: dura, fraca, instável, trêmula, deslocada.
Por exemplo, um paciente que teve um derrame cerebral terá uma língua trêmula.

2) Camada da língua :
– cor: branca, amarela, cinza, preta;
– forma: espessa, úmida, seca, empastada e esfoliada.

É possível estimar o nível de energia, crescente ou debilitado, observando o estado da língua. Por exemplo, uma cor rosa indica forte energia e boa circulação sanguínea, enquanto uma língua pálida indica energia e sangue insuficientes, uma leve camada branca com brilho indica que a energia do estômago está forte, a língua sem camada, mas rachada, indica o contrário, ou seja, falta de energia Yin no estômago.

Observar a língua permite localizar a origem da doença: se a cor é vermelha, a doença está relacionada à energia; vermelha escura, ela afeta o sangue; uma fina camada indica que a origem da doença é superficial; espessa, que a doença está dentro do corpo.

A língua também é usada para distinguir a natureza da doença. Se há pequenas manchas vermelhas, é uma estase sanguínea. Se é empastada, pode ser vista como uma falta de mucosidade ou uma falta de energia. A camada amarela provém principalmente de um excesso de calor, e a camada empastada é causada pelo catarro, umidade e acúmulo de alimentos.

A língua também pode ser usada para determinar a evolução da doença. Por exemplo, se a superfície muda de branca para amarela, depois de amarela para cinza ou preta, significa que a doença passou da camada da língua para o interior do corpo, do frio para o calor, o que indica o agravamento da doença. Quando a camada da língua se torna mais fina, significa que a doença está sendo curada.

Aqui está uma apresentação resumida dos vários tipos de aparências e camadas da língua no dia a dia:

– Aparência da língua

1. Rosa, fina camada branca: boa saúde e bom equilíbrio entre Yin e Yang.

2. Com fissuras: carência em Yin geral, como a terra seca e rachada. As fissuras são visíveis na camada da língua em quantidades e profundidades variáveis, e em diversas formas.

3. Com marcas de dentes: este é um sinal de excesso de umidade.

4. Grossa e empastada: energia corporal Yang enfraquecida e umidade.

– Camada da língua

1. Fina e branca: indica boa saúde e um bom equilíbrio Yin e Yang, o que corresponde a uma situação normal. Em caso de doença, a camada fina significa que a doença permanece na superfície e não penetrou no corpo.

2. Fina com uma leve camada branca: frio superficial.

3. Branca e grossa: combinação de frio e umidade.

4. Branca, escorregadia e viscosa: presença de catarro no corpo ou umidade retida no baço.

5. Amarela, muito viscosa, como se estivesse coberta com uma camada de tinta amarela. A camada empastada amarela é formada pela combinação do calor e da umidade. A cor amarela indica o calor e o acúmulo de energia Yin negativa, sinais de alimentação excessiva e indigestão.

6. Acinzentada: a doença está piorando, atacando os órgãos do corpo de fora para dentro.

7. Preta: transformada a partir da camada amarela ou cinza, indica que a doença é extremamente grave. A superfície preta e seca é causada pelo calor e pela extrema deficiência de Yin. A ponta preta e seca da língua indica que o coração está com um excesso de energia Yang. Uma camada preta e escorregadia indica que o Yang está extremamente enfraquecido e que o Yin encontra-se extremamente frio.

A correspondência da língua com os órgãos internos do corpo:
– ponta da língua: coração e pulmões;
– o meio: o baço e o estômago;
– a borda esquerda: o fígado;
– a borda direita: a vesícula biliar;
– a raiz: os rins.

Diagnóstico pela língua

Há um velho ditado chinês:

O pulso pode mentir, mas a língua diz a verdade.

Na medicina tradicional, o estado da camada da língua é um sinal enviado pelo corpo. Os anciãos usaram sua sabedoria para dissecar a camada de língua, deixando-nos com um padrão inconfundível e valioso de identificação para as futuras gerações de médicos e de seus pacientes.

Anexo 2

Algumas palavras específicas da medicina tradicional chinesa relacionadas com a Covid-19

O termo Covid-19, evidentemente, não existe na medicina tradicional chinesa, mas aqui estão os conceitos que ajudam a entender seus sintomas e os tratamentos a serem aplicados:

传统中医 (Zhongyi), MTC (medicina tradicional chinesa)
风 (Fēng), Vento
风热 (Fēng Rè), Vento de calor / Vento quente
风寒 (Fēng Hán), Vento frio
风湿 (Fēng Shī), Vento úmido
风燥 (Fēng Zào), Vento seco
八纲 (Bā Gāng), Oito Princípios (de diagnóstico)
表里 (Biāo/Li) Superfície / Profundidade
辨证论治 (Biàn Zhèng Lùn Zhî), Diagnóstico diferencial de sintomas
病因 (Bîng Yīn), Etiologia[18] das doenças
症状 (Zhèng Zhuàng), Sintoma
湿热 (Shī Rè), Afetado pela umidade-calor
卫气 (Wei Qî), Camada de proteção / defesa
湿 (Shī), Umidade
温病 (Wēn Bîng), Doença morna
湿温 (Shī Wen), Doença úmida e morna
疫病 (Yî Bîng) /疫疠(Yî Lî), Doença epidêmica

---

18. "Na medicina, a etiologia (ou etiopatogenia) é o estudo das causas e fatores de uma doença. O termo também é usado em psiquiatria e psicologia para estudar as causas de doenças mentais. A etiologia define a origem de uma doença de acordo com sinais ou sintomas, ou seja, no jargão, de suas manifestações semiológicas." Fonte: Wikipedia.

温疫 (Wēn Yì), Doença epidêmica morna

疟疾 (Nüè Ji), Malária

痰饮 (Tán Yīn), Mucosidade

邪 (ou 邪气) Xié (ou Xié Qì), Perversidade

伏邪气 (ou 伏气)Fú Xié Qì (ou Fú Qì), Perversidade latente

虚 (Xu), Carência (ou Vazio)

恐 (Kǒng), Medo

伤寒 (Shāng Hán), Febre tifóide / Congelamento (ou Golpe de frio).

Índice

Índice de enquadramento

Créditos fotográficos

www.ingramcontent.com/pod-product-compliance
Lightning Source LLC
Chambersburg PA
CBHW020504030426
42337CB00011B/232